# MNA 在宅栄養ケア
## Mini Nutritional Assessment

### 在宅高齢者の低栄養予防と早期発見

編集 葛谷雅文
　　 酒元誠治

医歯薬出版株式会社

This book was originally published in Japanese
under the title of :

**MNA Z**AITAKU **E**IYOU **K**EA—ZAITAKU KOUREISHA NO TEI-EIYOU YOBO TO SOUKI HAKKEN
(MNA Guidebook for Home-based Nutrition Care—Preventing Malnutrition in Home-dweling Older People)

Editors :
KUZUYA, Masafumi
　Professor and Chairman, Department of Community Healthcare & Geriatrics,
　Nagoya University Graduate School of Medicine
SAKEMOTO, Seiji
　Professor, Department of Health and Nutritional Science, Unversity of Shimane Junior College

© 2015　1st ed.
ISHIYAKU PUBLISHERS, INC.
　7-10, Honkomagome 1 chome, Bunkyo-ku,
　Tokyo 113-8612, Japan

表紙・本文デザイン
M's 杉山光章

## 執筆者一覧
（執筆順）

| | | |
|---|---|---|
| 葛谷 雅文 | くずや まさふみ | 名古屋大学大学院医学系研究科 発育・加齢医学講座（地域在宅医療学・老年科学分野） |
| 佐竹 昭介 | さたけ しょうすけ | 国立長寿医療研究センター老年学・社会科学研究センター虚弱化予防医学研究室 |
| 中村 丁次 | なかむら ていじ | 神奈川県立保健福祉大学学長 |
| 榎 裕美 | えのき ひろみ | 愛知淑徳大学健康医療科学部 |
| 菊谷 武 | きくたに たけし | 日本歯科大学口腔リハビリテーション多摩クリニック口腔リハビリテーション科 |
| 尾関 麻衣子 | おぜき まいこ | 日本歯科大学口腔リハビリテーション多摩クリニック口腔リハビリテーション科 |
| 山田 実 | やまだ みのる | つくば大学大学院人間総合科学研究科 |
| 下村 義弘 | しもむら よしひろ | 千葉大学大学院工学研究科人間生活工学研究室 |
| 酒元 誠治 | さけもと せいじ | 島根県立大学短期大学部健康栄養学科 |
| 蕪木 智子 | かぶらぎ ともこ | 大東文化大学スポーツ・健康科学部健康科学科 |
| 井澤 幸子 | いざわ さちこ | 愛知学院大学心身科学部健康栄養学科 |
| 山本 祐子 | やまもと ゆうこ | 石岡市医師会病院栄養科 |
| 水野 智之 | みずの ともゆき | 飯田市立病院訪問リハビリテーション |
| 竹内 研時 | たけうち けんじ | 九州大学大学院歯学研究院口腔保健推進学講座 |
| 古田 美智子 | ふるた みちこ | 九州大学大学院歯学研究院口腔保健推進学講座 |
| 棚町 祥子 | たなまち しょうこ | 宮崎県栄養士会栄養ケアステーション |
| 三浦 久幸 | みうら ひさゆき | 国立長寿医療研究センター在宅連携医療部 |

※Part3は筆頭執筆者のみ表示

## まえがき

　昨今の報道によると，わが国の高齢化率（65歳以上の全人口に占める割合）は25.9%に，さらに75歳以上も12.5%に達したとのこと．さらに高齢化は進み，わが国では今後75歳以上の人口しか増えないとの予測がされている．日本は高齢社会のトップを走っており，世界に先駆けてどの国もいまだ経験したことのない超高齢社会での持続可能な社会を構築する必要に迫られている．医療提供体制もしかりであり，破綻しかかっている現在の医療システムを今後も継続することは不可能で，現在，持続可能な医療提供体制を整えるために病院完結型医療から地域完結型医療へのシフトが急ピッチで進んでいる．地域包括ケアシステムは多職種の連携のもと，とくに高齢者を地域で支える医療の構築を目指している．

　高齢者医療において栄養の問題は健康維持，障害・疾病予防の根幹をなすものであり，その重要性はいうまでもない．多くの疾病を抱え，障害を抱えてなんとか生活を維持している高齢者ではその重要性はさらに増す．また，健康寿命の延長を目指すうえでも，高齢者のフレイル，サルコペニア対策は重要であり，これまた栄養とは密接に関連している．疾病を抱えた患者の包括的な栄養へのアプローチは病院医療でかなり前に取り入れられ，各病院においてNutrition Support Team（NST）が構築され，包括的な評価ならびに介入が行われている．

　さらに，要介護高齢者を取り扱う特別養護老人ホームや老人保健施設においては栄養ケアマネジメントが取り入れられ，定期的な栄養評価ならびに介入が管理栄養士を中心に実施されている．今後，地域包括ケアシステムが実践されるにあたって，自宅にいる高齢者の栄養評価ならびに適切な介入が実施されなければ，入院と同様な医療を提供することを目指す地域包括ケアシステムは不十分といわざるをえない．地域包括ケアシステムではさまざまな医療職，さらには介護職が十分連携を取り合い，適切なサービスを利用者に提供することが必要である．しかし，栄養ケアに関しては誰が評価を実施し，誰が適切に介入するのか，などの問題は実はまだ積み残されていると感じるのは私だけであろうか．

　いずれにしろ，在宅の高齢者に対する定期的な栄養評価は不可欠であり，適切な評価法が浸透する必要がある．今回はMini Nutritional Assessment（MNA®）を中心に取り上げ，その道のエキスパートの先生に解説をお願いした．本書が，地域の高齢者の栄養評価の指針になれば幸いである．

2015年1月

編者を代表して

葛谷雅文

# MNA在宅栄養ケア 在宅高齢者の低栄養予防と早期発見
## CONTENTS

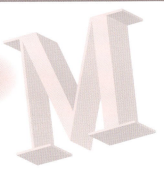

まえがき………………………………………………………………葛谷雅文　v

## Part 1　在宅高齢者の低栄養予防とMNA®

1. 在宅高齢者のQOL向上の重要性と健康寿命延長の試み………佐竹昭介　2
2. 在宅高齢者における栄養ケアの重要性…………………………中村丁次　8
3. 在宅高齢者におけるMNA®の有用性……………………………葛谷雅文　13
4. 在宅要介護高齢者の栄養状態・栄養介入の実態およびMNA®によるアウトカム予測…………………………………………榎　裕美　18
5. 口腔機能と低栄養…………………………菊谷　武・尾関麻衣子　24

    コラム：栄養とサルコペニア………………………………………山田　実　31

## Part 2　ふくらはぎ周囲長（CC）とその有用性

1. CCメジャーの開発と使い方のポイント……………………………下村義弘　36
2. ふくらはぎ周囲長からのBMIの推定とMNA®-SFへの応用
…………………………………………………………………………酒元誠治　40

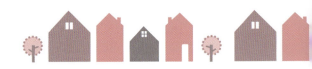

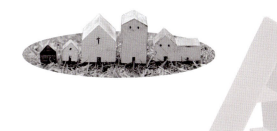

## Part 3　資料：MNA 関連学会等発表より／MNA®-SF 記載マニュアル

Mini Nutritional Assessment（MNA®）の在宅高齢者に対する有用性の
検討および栄養状態関連因子の解析……………………蕪木智子　48

Mini Nutritional Assessment による在宅要介護高齢者の栄養状態の
検討…………………………………………………井澤幸子・ほか　54

他職種を巻き込んだ訪問栄養食事指導のシステム構築の新たな取り組み
──MNA®-SF による栄養評価で得た結果を踏まえて…………山本祐子　59

MNA®-SF を用いた訪問リハビリ利用者の栄養評価………水野智之・ほか　64

在宅虚弱高齢者における栄養状態と摂食嚥下障害リスクの関連
………………………………………………………竹内研時・ほか　67

在宅療養高齢者における口腔の健康状態が生活機能に及ぼす影響
………………………………………………………古田美智子・ほか　72

高齢者の健康調査に用いた BMI の算出方法の比較について
………………………………………………………棚町祥子・ほか　77

在宅医療支援病棟に入院した在宅認知症患者の総合的機能評価
………………………………………………………三浦久幸　78

MNA®-SF 記載マニュアル………………………………………　81

索引………………………………………………………………　89

# Part 1
## 在宅高齢者の低栄養予防とMNA®

# Part 1-1 在宅高齢者のQOL向上の重要性と健康寿命延長の試み

佐竹昭介 *Satake, Shosuke*

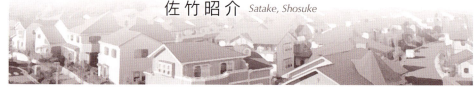

## はじめに：健康寿命延長の試みとフレイル（虚弱）

先進国のなかでもっとも急速に高齢化が進んだわが国は，現在，65歳以上の高齢者が国民約4人に1人を占めている．65歳以上の高齢者の割合が21%を超える社会を超高齢社会というが，わが国は高齢化社会（高齢者が総人口の7〜14%を占める社会）でも，高齢社会（高齢者が総人口の14〜21%を占める社会）でもなく，すでに超高齢社会に突入している．このような超高齢社会においては，高齢者の医療や介護のあり方が大きな問題になる．自立した生活を営むことのできる「健康寿命」を伸ばすとともに，医療費の増大を抑制しつつ，適切な医療・介護の介入を行うためには，障害や疾患を発症する前に，健康障害や生活機能障害をきたしやすいハイリスク高齢者を抽出する必要がある．このようなハイリスク高齢者は，「フレイル（虚弱）」とよばれ，健康寿命延長の試みのなかで，予防・介入のための重要な概念になっている．本稿では，このフレイルという概念を中心に，QOLや栄養評価との関連を含めて概説したい．

## フレイルの概念と評価基準

フレイルとは，「ストレスにより障害を受けやすい脆弱な状態」で，「その状態は，相互に関連する複数の生理機構の障害に起因している」と概念的に考えられている[1]．このような脆弱な基盤があるために，なんらかの外乱因子により身体に問題が発生すると，もとの状態に回復することが困難になり，健康障害や生活機能障害を残し，医療や介護が必要になる．また，フレイルは「身体障害のない状態」と考えられており[2]，健康寿命に含まれる．しかしながら，ストレスを契機に要介護状態に至りやすいため，「前障害状態」と位置づけることもできる[3]．人は，老いの坂道を下って死に至ってゆく，という生物として不可避な過程のなかで，フレイルの状態を経る（図1[4]）．しかしこの状態は，まだ可逆的に健常状態への回復が期待できる段階でもあり，このために予防・介入対策の対象として重要視されている．

フレイルの概念については，前述のごとく一定のコンセンサスが得られているものの，その具体的な診断基準は，残念ながら定まっていない．しかし，フレイルの診断基準が多数あるにもかかわらず，おおむねどの評価を用いても，そのアウトカムとの関連は一定しており，フレ

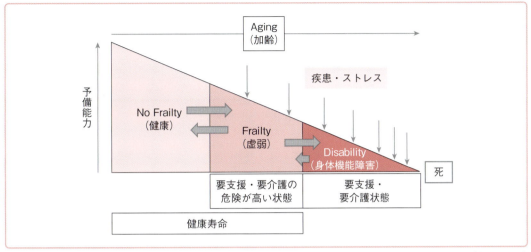

図1 フレイルの位置づけ　　　　　　　　　　　　　　　　　　　　　　　　　　（文献4より）

イルと評価された高齢者は，健康寿命・生物学的寿命ともに短い．

　フレイルの評価基準は，大きくつぎの2つに分けられる．1つは，Friedらが提唱した病態的なモデルで，体重減少，易疲労性，歩行速度の低下，握力の低下，活動性の低下が，フレイルの代表的な5つの徴候（表現型）であるという考え方である[5]．この項目のいずれにも該当しない場合は「健常」，1つまたは2つに該当する場合は「プレフレイル」，そして3つ以上の項目に該当する場合は「フレイル」として区分している．もう1つは，総合機能評価的なモデルで，フレイルは多領域における障害が集積したハイリスク状態という考え方である．この方法を用いた評価としては，Rockwoodらによって提唱されているFrailty Indexが代表的である[6]．Friedらの方法はフレイルの抽出には簡便であるが，個別の問題を抽出して対策を講じるには，むしろ総合機能評価モデルのほうがふさわしい．このように，これら2つの代表的な評価方法は，目的に応じ，互いに補完し合うものとして用いられることが望ましい[7]．

## フレイル・サイクル

　Friedらの病態モデルにもとづけば，フレイルはサルコペニアと低栄養を中核的病態とし，図2のような悪循環経路（フレイル・サイクル）を形成して自立障害を招くと説明している[5]．低栄養は，体重減少や除脂肪体重（筋肉量）の減少をもたらし，筋力や歩行速度の低下に影響を及ぼす．これらの運動機能の低下は，活動性を低下させるとともに，さらに食欲を低下させ栄養状態の悪化に拍車をかける．このような悪循環に陥ると，健康寿命が低下しやすいことは容易に想像ができる．実際に，Friedらの提唱するフレイル評価基準にもとづいた分類は，将来的な健康寿命の終焉（すなわち自立障害），あるいは生物学的寿命の重要な予測因子であることが示されている[5]．このような点から考えると，低栄養はフレイルを形成する重要な因子であるため，その対策は，フレイル・サイクルを左右するキーポイントである．

## フレイルと Mini Nutritional Assessment（MNA®）

　高齢者の栄養状態評価法として，Vellasや

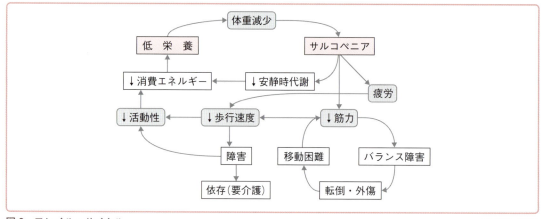

図2　フレイル・サイクル　　　　　　　　　　　　　　　　　　　　　　　　　　　（文献5より）

Guigozらによって開発されたMNA®[8]は，食事摂取量や体重減少に関する栄養関連の質問のみならず，身体機能，神経心理的問題など，フレイルにかかわる因子についての質問も含まれている．Bollweinらは，75歳以上でMMSE（Mini Mental State Examination）が24点以上の地域住民（認知機能障害のない高齢者）206名を対象に，Friedらのフレイル評価項目と，MNA®による栄養状態分類の関連性を評価した[9]．この報告によれば，フレイルと判定された高齢者の46.9%，プレフレイルの12.2%，健常者の2.2%は，MNA®による低栄養のリスクがあると判定された．さらに，MNA®の18項目の質問のうち，12項目がフレイルと関連していたことや，MNA®で「低栄養のリスクあり」と評価される高齢者の90%が，プレフレイルかフレイルの状態であったことを踏まえると，低栄養とフレイルの深い関連性が示唆されている．この結果は，Friedらのフレイル・サイクルの病態を支持する結果といえる．

また，MNA®による評価を地域在住高齢者に行い，その後の生活機能低下あるいは自立機能障害の予測に対する有用性を評価した報告がある[10]．自立した高齢者2,100名を対象にした場合，MNA®得点による4年後の要介護状態発生（健康寿命の終焉）に対するオッズ比は，性別，年齢，生活習慣，慢性疾患などを調整しても1.08（95%信頼区間：1.02〜1.15）と有意な予測能力があった．これは，MNA®短縮版で評価しても1.11（95%信頼区間：1.01〜1.21）と，有意な予測能力があることが報告されている．

このようにMNA®による栄養評価は，健康寿命に陰りが出てくるフレイル高齢者を抽出する評価法としても有用であると考えられる．

## 在宅高齢者のQOL向上の重要性

超高齢社会においては，生物学的寿命の延長よりも，むしろ寿命の内容や質の向上に目が向けられる．この意味では，高齢者のQOLにかかわる問題を明らかにすることが重要である．

Maselらは，1,008名のメキシコ系米国人の地域在住高齢者を対象に，フレイルとQOLの関連性を明らかにするため，SF-36を用いて評価し報告を行った[11]．これによれば，身体的要素・精神的要素のいずれにかかわるQOLも，フレイル高齢者において低下していた．また，同じ研究者らによって報告された2〜3

年後の生存率とフレイル，QOLの関連性の解析によれば，フレイルは2～3年後の死亡と関連したが，身体的要素のQOLで補正をすると，もはや統計的な有意差はみられなくなったという[12]．一方，精神的要素のQOLでの補正では，フレイルと死亡の関連性に影響しなかった．

別の報告で，地域在住の外来通院患者210名を対象とした前向き観察研究において，健康関連QOLの四分位による最下位群は，1年後までの転倒，施設入所，死亡に関連していたことが報告されている[13]．これらの報告にもとづけば，健康関連QOLを測定することは予後予測のうえでも重要であり，なかでも身体的なQOLを改善する試みは，フレイル高齢者においてより重要であることを示唆している．

Sayerらは，英国ハートフォード州に在住する59～73歳の住民2,987名を対象に，握力とQOLの関連を調査した[14]．この調査によると，男女ともに，握力が弱いほうがQOLは低く，これは歩行速度などの筋肉パフォーマンスで調整をしても関連性は有意であった．身体機能の低下が，QOLを低下することは想像しやすく，前述のフレイルにおける身体的QOLとも関連して，身体能力を改善する試みは，QOLの向上や健康寿命，生物学的寿命を伸ばすうえで重要である．

Rasheedらは，高齢者の低栄養とQOLに関してのシステマティックレビューを行った[15]．彼らが行った15論文のレビューでは，低栄養の高齢者に比べ，栄養状態のよい高齢者では，総じてQOL（とくに身体的QOL）がよい，という結果が得られている．さらに，13の栄養介入を行った論文のメタ解析では，栄養学的な介入は，身体的QOLを有意に改善するという結果であった．このことは，身体的QOLの改善が予後に関連するという前述の報告[12]とあわせると，栄養学的な介入手段もまた，QOLと寿命の改善をもたらすことが期待される．

## わが国における健康長寿の試み

わが国では，2000年（平成12年）に介護保険制度が導入され，国民の誰もが公的な負担のもとに，介護サービスが受給できるようになった．しかし，介護保険導入後の分析によると，比較的軽度の要介護者が経時的に増加していることが明らかにされた（図3）．軽度要介護者の多くは，廃用症候群関連疾患（虚弱，関節痛，転倒，軽度認知症など）が内訳の約半数を占めており，その予防的介入の必要性が唱えられた．

2001年（平成13年）の国民生活基礎調査では，要介護の原因疾患について年代別に報告された（図4）．前期高齢者（65～74歳）では脳血管疾患がもっとも多く，約半数近くを占めている．しかし，これは年齢が上昇するごとにその割合は減少している．一方，後期高齢者（75歳以上）では，高齢による衰弱が原因で，要介護状態になる割合が年齢の上昇とともに増加している．高齢期における衰弱とは，さまざまな問題が含まれていると推定され，意欲低下や認知機能低下，身体機能低下や転倒・骨折など，早期であれば予防や対応の検討余地があったはずの問題も少なからず含まれている．

これらの分析をもとに，わが国では，2006年（平成18年）から介護予防に重点を置いた介護保険制度が導入されることになった．介護予防事業は，当初，対象となるハイリスク高齢者を，基本チェックリストと生活機能検査の結果をあわせ「特定高齢者」として抽出していた．しかし，費用対効果の問題（ハイリスク高

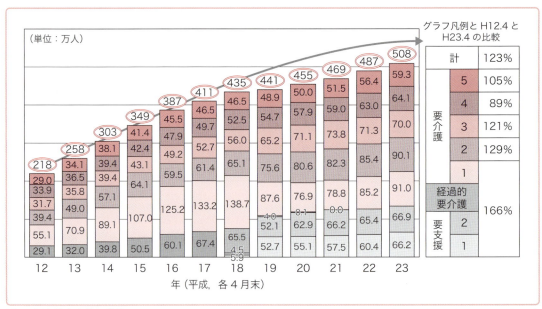

図3　要介護者人数の推移　　　　　　　　　　　　　（出典：介護保険事業状況報告ほか）

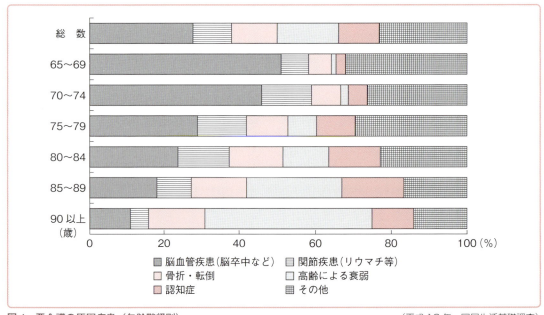

図4　要介護の原因疾患（年齢階級別）　　　　　　　　（平成13年　国民生活基礎調査）

齢者の把握が不十分，把握に要する費用負担が大きい，特定高齢者施策への参加率が低い，など）のため，2010年（平成22年）に介護予防事業が見直されることになった．この結果，ハイリスク高齢者の抽出は，基本チェックリストによる評価のみで抽出されることになり，「特定高齢者」という呼び名は，「二次予防事業対象者」と変更された．ハイリスク高齢者への対策は，地方行政によって個々にプログラムが用意されているが，そのあり方や効果について，検証をしっかり行う必要がある．

わが国におけるハイリスク高齢者は，介護保

険の枠組みのなかで位置づけられているのみで，医療では位置づけが不鮮明であるため，連携性が乏しい．ほかの先進諸国では，これらのハイリスク高齢者は，フレイルという老年医学的概念でとらえられ，治療方針や医療介入の決定に重要な判断根拠を与えている．フレイルという概念が，わが国の高齢者医療の分野でも市民権を得ることで，在宅高齢者の健康長寿に寄与することを期待している．

## おわりに

健康はいつもあるものではなく，加齢変化という生物の不可避的な宿命のなかで，いずれ失われてゆくものである．われわれの寿命が永遠ではないのと同様に，健康もまた永遠ではない．このような事実を認識することで，もう一度健康寿命延長のためにできることを見直す必要がある．そのためには，適切な方法と努力が必要であり，それを明らかにするための科学的で人間的な研究が，超高齢社会に突入したわが国で発展することを願っている．

### 参考文献

1) Bergman H, Ferrucci L, Guralnik J, et al. Frailty: an emerging research and clinical paradigm--issues and controversies. J Gerontol A Biol Sci Med Sci 2007; 62(7): 731-7.
2) Morley JE, Vellas B, van Kan GA, et al. Frailty consensus: a call to action. J Am Med Dir Assoc 2013; 14(6): 392-7.
3) Vellas B, Balardy L, Gillette-Guyonnet S, et al. Looking for frailty in community-dwelling older persons: the Gerontopole Frailty Screening Tool (GFST). J Nutr Health Aging 2013; 17(7): 629-31.
4) 葛谷雅文．老年医学におけるSarcopenia & Frailtyの重要性．日本老年医学会雑誌．2009；46(4)：279-85.
5) Fried LP, Tangen CM, Walston J, et al. Frailty in older adults: evidence for a phenotype. J Gerontol A Biol Sci Med Sci 2001; 56(3): M146-56.
6) Rockwood K, Mitnitski A. Frailty in relation to the accumulation of deficits. J Gerontol A Biol Sci Med Sci 2007; 62(7): 722-7.
7) Cesari M, Gambassi G, van Kan GA, Vellas B. The frailty phenotype and the frailty index: different instruments for different purposes. Age Ageing 2014; 43(1): 10-2.
8) Guigoz Y, Vellas B, Garry PJ. Assessing the nutritional status of the elderly: The Mini Nutritional Assessment as part of the geriatric evaluation. Nutr Rev 1996; 54(1 Pt 2): S59-65.
9) Bollwein J, Volkert D, Diekmann R, et al. Nutritional status according to the mini nutritional assessment (MNA®) and frailty in community dwelling older persons: a close relationship. J Nutr Health Aging 2013; 17(4): 351-6.
10) Lee LC, Tsai AC. Mini-Nutritional Assessment predicts functional decline of elderly Taiwanese: result of a population-representative sample. Br J Nutr 2012; 107(11): 1707-13.
11) Masel MC, Graham JE, Reistetter TA, et al. Frailty and health related quality of life in older Mexican Americans. Health Qual Life Outcomes 2009; 7: 70.
12) Masel MC, Ostir GV, Ottenbacher KJ. Frailty, mortality, and health-related quality of life in older Mexican Americans. J Am Geriatr Soc 2010; 58(11): 2149-53.
13) Bilotta C, Bowling A, Nicolini P, et al. Older People's Quality of Life (OPQOL) scores and adverse health outcomes at a one-year follow-up. A prospective cohort study on older outpatients living in the community in Italy. Health Qual Life Outcomes 2011; 9: 72.
14) Sayer AA, Syddall HE, Martin HJ, et al. Is grip strength associated with health-related quality of life? Findings from the Hertfordshire Cohort Study. Age Ageing 2006; 35(4): 409-15.
15) Rasheed S, Woods RT. Malnutrition and quality of life in older people: a systematic review and meta-analysis. Ageing Res Rev 2013; 12(2): 561-6.

Part 1-2

# 在宅高齢者における栄養ケアの重要性

中村丁次 Nakamura, Teiji

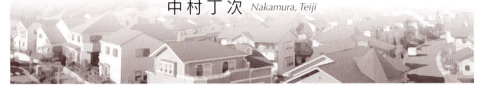

## 高齢者の栄養障害と虚弱

　わが国は，かつて人類が経験したことがないほどの速いスピードで超高齢社会に突入している．そうしたなか，健康政策の最終目標は，平均寿命から健康寿命の延伸にと変化しつつある．健康寿命の延伸を阻害された結果，高齢者たちは日常生活において他人の支援や介護が必要となっている．その要因には循環器疾患や糖尿病の後遺症，認知症，虚弱，関節疾患，骨折，転倒等がある．そして，これらの疾患に過剰栄養や低栄養の栄養障害が関係している．たとえば過剰栄養は，肥満，高血糖，脂質異常，高血圧の発症要因となり，これらの危険因子が複合的に関与して，循環器疾患や糖尿病を発症する．一方，低栄養は認知症や虚弱，さらに転倒・骨折の誘因となる．

　低栄養のなかでも，とくに，たんぱく質エネルギー低栄養障害（protein energy malnutrition；PEM）が問題になっている．PEMには，エネルギー不足を主体とするマラスムス型とたんぱく質を主体とするクワシオルコル型があり，高齢者の場合，これらの混合型が多くみられる．マラスムス型は，食事の全体量が不足する場合に出現し，高齢者では食欲の低下や摂食障害が原因になる．摂取エネルギーが不足すれば，それを補うために体脂肪が減少すると同時に，脳，神経系のエネルギー源としてのブドウ糖を補給するために糖新生が活発になり骨格筋蛋白の分解も亢進する．この場合，筋肉からアミノ酸が放出されて，肝臓での蛋白合成に利用されるので，必ずしも血清アルブミンの低下はみられない．

　一方，クワシオルコル型は，エネルギーは炭水化物や脂質から補給され，糖新生の必要がなく，筋肉からのアミノ酸は供給されずにすむが，そのために肝臓での蛋白合成量が低下し，低アルブミン血症が起こる．高齢者の場合，エネルギー補給が不十分で筋肉蛋白からのアミノ酸の供給が亢進するが，加齢にともない肝臓での蛋白合成能が低下しているために低アルブミン血症も出現する，いわゆるマラスムスとクワシオルコルの混合型になるのである．とくに高齢者の場合，安静時・空腹時の骨格筋蛋白の合成や分解の速度は若年者とさほど変わらないが，食後のアミノ酸による骨格筋蛋白の合成能力が低下していることが報告されている[1]．

## サルコペニア対策の重要性

　ところで，近年，高齢者の介護予防の観点からロコモティブシンドローム対策の必要性が叫ばれている．なかでも，進行性および全身性の

骨格筋量および骨格筋力の低下，さらに身体能力の低下を特徴とするサルコペニアの対策が重要である．低栄養状態になるとサルコペニアへとつながり，筋力低下，活力低下，低栄養，活動度低下が起こり，消費エネルギーの減少，食欲低下をもたらす．それらはさらに栄養状態を悪化させることになり，各種の要因が互いに悪循環と連鎖を繰り返して，衰弱状況が形成される[2]．したがって，健康寿命を延伸するには，高齢者の衰弱を予防・治療することが必要になり，栄養状態の維持・改善は不可欠となる．

栄養状態の維持・改善には，前述したPEMを予防・治療することが第一に必要になり，BMIと体重変化を適正化してたんぱく質摂取量を推奨量以上にすることが必要となる．高齢者にカゼイン，カゼイン加水分解物，ホエーたんぱく質の異なるたんぱく質を与え，摂取前後の骨格筋蛋白質の合成量を比較すると，ホエーたんぱく質が有意に高値を示す．その原因を田中[3]らは，ロイシンの含有量が多いためではないかと考えている．また，筆者らは[4]，脂肪（6g）の質を変えた乳化飲料を高齢者に12週間投与して，血清アルブミン値を比較した．その結果，中鎖脂肪酸を含有した脂肪において血清アルブミン値が有意に上昇することが明らかとなり，動物実験では中鎖脂肪酸に蛋白質の分解を抑制する節約作用があることを確かめている．五関は[5]，エネルギーとたんぱく質以外にカルシウム，ビタミンD，ビタミンK，さらにビタミン$B_6$，ビタミン$B_{12}$，葉酸を十分摂取することの必要性を述べている．

## 在宅栄養管理の特徴

高齢者の場合，食欲低下や味覚変化が摂取量低下の主たる誘因になる．骨・関節疾患などにともなう疼痛，義歯不具合，嚥下機能低下などが重なると食欲はさらに減少し，摂取量が減少する．薬物やサプリメントの副作用，孤立感や疎外感，うつ状態やADL低下により買い出しや食事準備等も億劫になり，これらも摂取量の減少に関与する．また，加齢にともなう消化・吸収障害，栄養素の喪失や必要量の増大なども低栄養状態の形成に関係し，結局，高齢者や傷病者への栄養管理は，これら多様で複雑な要因に対する包括的な対策が必要になる．

在宅医療・介護における栄養状態の改善は，病院内や施設内の場合と比べて，さらに実施が困難になる．筆者は，在宅訪問栄養指導をした際，印象的な出来事を経験した．患者は，脳梗塞の後遺症で半身まひとなり，車椅子での生活をする男性であった．栄養指導をして帰ろうとしたところ，「栄養士さん，いまいってくれたことを実行するので，台所に積まれているごみや食べ物をまず掃除してくれないかなー」といわれた．

病院での医療は，整備された施設や多様な専門職に囲まれた枠組みのなかに患者を招き入れて行っているのであり，いわば，私どもは，患者の人生と生活を切り離したところで医療や介護を行っている．一方，在宅医療・介護は，患者の生活の場に医療関係者が支援者として入っていくことであり，医療・介護を行う主体者はあくまでも患者や家族になる．食事療法や栄養補給は患者や家族が自分たちの手で実施し，われわれ医療者は安全で適正に行われるように支援する存在である．施設内のように医療者側の思いや技術，さらに役割分担だけでは実施できない場面が在宅には多く存在する．患者や家族の視点に立って，どのようなニーズがあるのかを把握しながらすすめることが重要なポイントになる．

## 栄養ケアと栄養状態の評価

　在宅で適正な栄養ケアをすすめるうえで重要なことは，対象者の栄養状態や生活状態をつねに評価・判定することである．従来，栄養や食事の介入は，このような段階が行われないままに実施される傾向があった．たとえば健常者に対しては，食事摂取基準値をもとに性，年齢，身体活動量別の推奨量や目安量を参考に，摂取栄養量と比較して，その過不足を評価したうえで栄養指導や栄養管理が行われた．一方，傷病者の場合は，主として臨床疫学の成果をもとに定められた治療ガイドラインに沿って，病態を改善するために治療食の栄養量が決められた．しかし，健常人であっても，体重や体組成，さらに疾病の危険因子は個々人によって異なり，食事摂取基準値が個人の絶対的な適正値ではない．傷病者においても，病態や薬物，手術，リハビリ等の治療により栄養必要量は変化する．治療ガイドラインに示された治療食により病態が改善したとしても，栄養状態の改善とは必ずしも一致しない．たとえば，糖尿病ではエネルギー量や炭水化物を，脂質異常症では脂肪を，慢性腎不全ではたんぱく質を極端に制限する場合がある．そのため食事療法の結果，主成分の欠乏を招いたり，主成分を多く含む食品や食品群を制限することにより，それらに含まれる各種のビタミン，ミネラルが不足したりすることもある．

　以上のことから，疾病の診断とは別に，栄養状態の評価・判定が不可欠となり，その国際的標準化の議論もはじまっている[6]．

　栄養状態の評価・判定は，栄養アセスメントとよばれ，履歴，栄養素摂取量，身体計測，臨床検査データ，身体徴候をもとに行われる[7]．栄養アセスメントは，対象者に対する初期のデータ収集でもあり，また，介入後の変化を継続的に観察する場合にも必要である．実際の栄養ケアは，対象者を絞り込む目的で栄養スクリーニングからはじめ，その条件として，①簡便で記入しやすいこと，②栄養障害者やリスクを有する者をとりこぼさないこと，③詳細な栄養評価の必要性が判断できること，④費用対効果が高いこと，が求められる．

### 栄養アセスメント

　栄養アセスメントは，下記の内容で行われる．

■履歴

　履歴には，病歴，社会歴，食事歴，薬歴がある．病歴では，主訴，現病歴・既往歴，現在の健康状態，手術歴，家族歴等が，社会歴では，職歴，家族歴，人間関係歴等が把握される．食事歴は，食事に関する情報を多方面から収集して，時間軸により整理したものである．

■栄養素摂取量

　体内に摂取された栄養素の内容や量を示す．経口摂取の場合，食物摂取状況調査が行われ，その方法には直接分析法，秤量法，思い出し法，記録法等がある．直接分析法や秤量法は，精度は高いが分析器や測定が必要なので，実際には思い出し法や記録法が用いられる．思い出し法には，24時間以内に食べたものを思い出させる方法と，食後にそのつど自己記録させる方法があり，記録された食事内容を分析したり，食品成分表を用いて栄養計算を行う．近年，思い出し法の誤差を少なくするために，IT技術を活用してそのつど記録する各種の記録法や食物摂取頻度法が検討されてきている．

■身体計測

　人体の構成成分を知ることは，栄養状態を判定するうえで重要である．人体の組織は，それ

それが固有の機能を有していると同時に栄養素の貯蔵庫でもある．たとえば，脂肪組織はエネルギーを，筋肉は蛋白質を貯蔵し，これらが不足すれば必要なときにその成分を動員する．したがって，その人体組織の状態を評価すれば，貯蔵されている栄養素の状態を知ることができ，体構成成分を簡便に測定する方法として発展したのが身体計測である．

### 1）身長・体重

体重は，栄養状態の評価で重要な意義をもつ．健康時（平常時）の体重や標準体重との比，あるいは減少率，さらにその変化の期間により評価する．下肢や上肢を失った障害者の体重については，各部位が占める体重の割合により標準体重を算定する．

### 2）脂肪量と筋肉量

皮下脂肪厚を測定して体脂肪量を予測する．測定箇所は上腕三頭筋部，肩甲骨下部等が用いられるが，臨床では上腕三頭筋部のみで判定することが多い．訓練された測定者が同一対象者に行えば誤差は少ない．高齢者や著しく栄養状態が悪化した場合は皮下脂肪の測定が困難となるため，生体電気インピーダンス法（BIA）が用いられる．筋肉量を知るには，上腕三頭筋部の中央の周囲と皮脂厚値を測定し，下記の式で算出することができる．

上腕筋囲（cm）＝上腕周囲長（cm）－$\pi \times$皮脂厚（cm）．

上腕筋面積（$cm^2$）＝上腕筋囲（cm）$^2 / 4 \times \pi$（$cm^2$）

## ■臨床検査データによる評価

臨床検査データは，栄養状態を反映する生理機能検査や血液や尿中の成分を測定して得られる数値である．代表的なパラメータにはつぎのようなものがある．

### 1）エネルギー代謝量
### 2）尿検査

尿糖，尿蛋白，尿ケトン体，尿クレアチニン

### 3）血液検査

a）全身状態

血液比重，赤血球数（RBC），ヘモグロビン濃度（Hg），ヘマトクリット

b）糖質

血糖，1,5-アンヒドログルシトール（1.5 AG），糖化ヘモグロビン（HbA1c）

c）蛋白質

総蛋白質，アルブミン（内臓蛋白質の栄養状態を反映する重要なパラメータであり，比較的長期間の栄養状態を平均的に評価できる），トランスフェリン（半減期が7〜10日であり，比較的早期の栄養状態を知ることができる），プレアルブミン（肝臓で合成され，半減期が1.9日と短く，栄養状態を早期に評価できる），レチノール結合蛋白質（肝臓で合成されレチノールと結合して血中に放出され，半減期は0.4〜0.7日と短く，栄養状態の変化を短期間に知ることができる），尿酸，BUN，血清クレアチニン

d）脂質

総コレステロール，トリグリセライド（中性脂肪），リポ蛋白質

e）免疫指標

総リンパ球数，皮膚遅延型過敏反応

## ■身体徴候

身体徴候とは，対象者の臨床症状の観察により栄養状態を評価する方法である．栄養状態および栄養疾患に関係する自他覚症状の観察は重要な意味をもつが，臨床では疾病の症状の観察が中心となるために栄養素の欠乏による症状を見落としやすい．とくにビタミンに関しては，

血液測定が日常的に行われないために，症状の観察からビタミン欠乏症を発見することが多い．

参考文献
1) Breen L. Skeletal muscle protein metabolism in the elderly : interventions to counteract the "anabolic resistance" of ageing, Nutrition and Metabolism 2011；8：68-71.
2) 小川純人，ほか．虚弱とサルコペニア．栄養状態の評価とその対策—老年症候群各論（4），日本医事新報 2011；4570，43-7.
3) 田中　清，ほか．ロコモティブシンドロームにおいて栄養療法の果たすべき役割．ロコモティブシンドロームと栄養：建帛社；2012．p125-60.
4) 中村丁次，ほか．タンパク・エネルギー低栄養（PEM）のリスクを保有する高齢者における中鎖脂肪酸摂取が血清アルブミン値に及ぼす影響．臨床栄養学 2010；2：52-61.
5) 五関正江．ロコモティブシンドローム—その予防のための食生活について—．日本栄養士会雑誌 2011；54：632-4.
6) 中村丁次．Nutrition Care Process（NCP），In：チーム医療に必要な人間栄養の取り組み：第一出版；2012．p34-38.
7) Sue RW. Nutritional Assessment and Therapy in PatientCare. Nutrition and Diet Therapy：Mosby；1999．p416-33.

＊　　　＊　　　＊

# Part 1-3 在宅高齢者におけるMNA®の有用性

葛谷雅文 *Kuzuya, Masafumi*

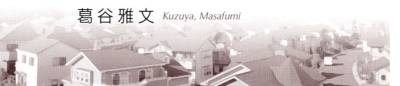

## 高齢者と栄養

　高齢者，とくに75歳以上の後期高齢者は，一見健康そうにみえても多くの老年症候群（高齢者に高頻度で起こりうる症状）や慢性疾患を抱えている場合が少なくない．栄養管理には，栄養過多が問題とされる場合と栄養不良が問題とされる場合がある．前者は近年，糖尿病，肥満，高血圧などの生活習慣病との関係で注目されている．しかし，後期高齢者においては，生命予後を考えた場合，肥満や栄養過多よりも，やせや栄養不良の評価，対策が重要である．栄養摂取不足により低栄養状態に陥った高齢者では，免疫能の低下をともない，感染症を引き起こしやすいことがいわれている．また主要疾患の治癒を遅らせ，合併症を容易に引き起こすことが知られている．

　さらには，近年老年医学の分野ではフレイル（虚弱）やサルコペニア（加齢性筋肉減少）などの概念，病態が提示され，それらは要介護に至るプロセスにおいて重要な役割を担っていることが報告されてきている．フレイルやサルコペニアにも栄養，とくに低栄養状態との関連が指摘されている．そのため，低栄養状態を把握し高齢者に適切な栄養管理を行うことは，疾病予防，quality of life（QOL）向上につながり重要であると思われる．

## 在宅診療における栄養評価の重要性

　現在，急性期病院ではNutrition support team（NST）が多くの施設で稼働しており，入院患者に対して適切に栄養アセスメントが実施され，リスクまたは低栄養患者に対して適切に介入が行われているものと思われる．また多くの介護施設では栄養ケアマネジメントが稼働しており，管理栄養士を中心に入所高齢者に対して定期的に栄養評価を実施し，これまた適切に介入が実施されていると思われる．しかし，在宅においては現在有効なシステムが稼働しているとはいい難い状況にある．病院，施設で行われていた栄養に対する評価，介入が，地域に帰ると継続して行われていない危険性がある．ここでの在宅とは，ADL障害がなく介護に依存せず歩行して診療所に通院できる高齢者から，すでに要介護認定を受け診療所への通院自体が困難であり，訪問診療を受けている対象者までをさす．今後，病院完結型医療から地域完結型医療へのシフトが起こることは確実であり，現在地域包括ケアシステムの構築が急ピッチで進んでいる．したがって，とくに在宅診療を受けなければならないような高齢者では以前

表1 在宅要介護高齢者の低栄養リスク

- ADL低下
- 認知機能障害
- 介護力不足
- 不十分な食事の供給
- 不適切な食形態の提供
- 不適切な食事介助
- 食習慣の問題
- 貧困
- かかりつけ医の不在
- 体重（BMI）が測定できない
- 経時的ならびに定期的な栄養評価不足

より栄養障害のリスクが高いことが知られており，地域包括ケアシステムのなかでも栄養管理はたいへん重要な事項である．表1に在宅療養中の要介護者を例にとって低栄養に陥りやすいさまざまな要因をあげた．施設入所中の高齢者にはないさまざまな要因が存在するため，なかには介入がむずかしいものもあるが，問題点が把握できれば比較的容易に介入できる項目も存在する．不十分な評価と対策が多くの場合問題となる．

今後，地域での高齢者を対象とした栄養評価はあたり前に，しかも定期的に実施されることが必要となる．それには複雑な評価法はなじまず，少しのトレーニングを受ければ誰もがとり行えるような簡便な栄養スクリーニング法が望まれるところである．

## Mini Nutritional Assessment（MNA®）について

MNA®は1990年代にヨーロッパで開発され，種々の国々でその妥当性が確認された高齢者の栄養評価ツールである．わが国においてもさまざまな臨床の現場にいる高齢者を対象にその妥当性は確認されている[1]．

このMNA®は，1997年に報告された調査票では身体計測評価，全般的評価（生活場所，薬剤数，精神的ストレスや急性疾患の既往の有無，移動能力，精神心理的疾患の有無，褥瘡の有無），食事評価，自己評価の計18設問，計4項目に分かれていたが[2]，1999年には改訂版として順序を変更し，はじめにスクリーニングとして6項目の評価（合計14ポイント）を行い，12ポイント以上を正常とし，11ポイント以下の場合，さらに残りの12項目の評価を行い，合計点で以下のように判定される（30点満点）ようになった．a）栄養状態が良好（24点以上），b）低栄養リスクあり（17点以上23.5点以下），c）栄養不良（17点未満）（図1）[3,4]．

さらに，その後は上記のスクリーニング部分が短縮版となってMNA®-Short Form（MNA®-SF）として世に出た．このMNA®-SFも合計点（14点満点）で評価し，12～14ポイント：正常，8～11ポイント：低栄養のリスクあり，0～7ポイント：栄養不良，と診断することができるようになった[5]．設問は，A：食事摂取量の問題，B：体重の減少の問題，C：移動能力の問題，D：精神的ストレスや急性疾患の問題，E：認知症，うつの問題，F：BMIの問題，からなる．さらに2009年にはBMI値がない場合のために，MNA®-SFでは下腿周囲長を代用して計算できるようにした（図2）．このMNA®-SFでの評価スコアはMNA® full versionのスコアときれいな相関性を示したことにより，現在臨床の現場ではMNA®といったら，MNA®-SFをさすほど一般的にも浸透している．

このMNA®-SFはMNA® full versionで使用しづらかった意識レベルが低かったり，人工栄養に依存している対象者にも使用でき，介護施設や在宅でのスクリーニングとして使用しやすい．またMNA®はfull versionもshort formも低栄養患者を選別するのみならず，低

図1 簡易栄養状態評価表（MNA®）

## 地域・在宅で使用するにあたっての MNA® の有用性

MNA®，とくに簡易版の short form は5分以内に完結できる簡便なものであり，地域で種々の医療，介護現場で使用するのに有用である．さらには ADL に問題がある要介護状態の対象者を扱う在宅医療の現場でも，十分に対応

栄養のリスクがある群を判別できるという点で優れている．

できる．とくに MNA®-SF では自己評価をする部分がなく，すべて客観的なデータを用いるため，意識レベルの低い対象者や認知症患者にも対応可能である．

また，在宅医療の対象者である要介護高齢者では身長，体重が測定できず，BMI 値が不明な場合が珍しくない．実際，以前に筆者らが行った地域療養中の要介護者のコホート調査でも身長，体重測定不能者はそれぞれ 35.9%，30.7% も存在していた．どちらかの身体計測値

## 簡易栄養状態評価表
### Mini Nutritional Assessment-Short Form
### MNA®

氏名：
性別：　　　　年齢：　　　　体重：　　　　kg　身長：　　　　cm　調査日：

下の口欄に適切な数値を記入し、それらを加算してスクリーニング値を算出する。

**スクリーニング**

**A** 過去3ヶ月間で食欲不振、消化器系の問題、そしゃく・嚥下困難などで食事量が減少しましたか？
 0 = 著しい食事量の減少
 1 = 中等度の食事量の減少
 2 = 食事量の減少なし

**B** 過去3ヶ月間で体重の減少がありましたか？
 0 = 3 kg以上の減少
 1 = わからない
 2 = 1〜3 kgの減少
 3 = 体重減少なし

**C** 自力で歩けますか？
 0 = 寝たきりまたは車椅子を常時使用
 1 = ベッドや車椅子を離れられるが、歩いて外出はできない
 2 = 自由に歩いて外出できる

**D** 過去3ヶ月間で精神的ストレスや急性疾患を経験しましたか？
 0 = はい　　2 = いいえ

**E** 神経・精神的問題の有無
 0 = 強度認知症またはうつ状態
 1 = 中程度の認知症
 2 = 精神的問題なし

**F1** BMI (kg/m²)：体重(kg)÷身長(m)²
 0 = BMIが19未満
 1 = BMIが19以上、21未満
 2 = BMIが21以上、23未満
 3 = BMIが23以上

BMIが測定できない方は、F1の代わりにF2に回答してください。
BMIが測定できる方は、F1のみに回答し、F2には記入しないでください。

**F2** ふくらはぎの周囲長(cm)：CC
 0 = 31cm未満
 3 = 31cm以上

**スクリーニング値**
（最大：14ポイント）

12-14 ポイント：　栄養状態良好
8-11 ポイント：　低栄養のおそれあり (At risk)
0-7 ポイント：　低栄養

Ref. Vellas B, Villars H, Abellan G, et al. *Overview of the MNA® - Its History and Challenges.* J Nutr Health Aging 2006;10:456-465.
Rubenstein LZ, Harker JO, Salva A, Guigoz Y, Vellas B. *Screening for Undernutrition in Geriatric Practice: Developing the Short-Form Mini Nutritional Assessment (MNA-SF).* J. Geront 2001;56A: M366-377.
Guigoz Y. *The Mini-Nutritional Assessment (MNA®) Review of the Literature - What does it tell us?* J Nutr Health Aging 2006; 10:466-487.
Kaiser MJ, Bauer JM, Ramsch C, et al. *Validation of the Mini Nutritional Assessment Short-Form (MNA®-SF): A practical tool for identification of nutritional status.* J Nutr Health Aging 2009; 13:782-788.
® Société des Produits Nestlé, S.A., Vevey, Switzerland, Trademark Owners
© Nestlé, 1994, Revision 2009. N67200 12/99 10M
さらに詳しい情報をお知りになりたい方は、www.mna-elderly.comにアクセスしてください。

**図2** 簡易栄養状態評価表（MNA®-SF）

が欠損しておればBMIは測定できないため、結局登録した対象者の46.0%はBMI値の欠損者であった[6]。したがって、成人の栄養評価としてはもっとも重要視されるBMIが評価項目に存在すると、多くの在宅療養中の要介護高齢者には適応できないことになる。その点MNA®-SFではBMIがない場合は下腿周囲長で代用できるため、ほぼすべての要介護高齢者にも対応できる。

## 地域・在宅医療でのMNA®評価とその高齢者の健康上の問題

MNA®による評価はすでに全世界の地域や在宅でも使用され、多くの報告がされている[7]。最近ではたんなる低栄養の有病率を報告するだけではなく、さまざまな健康障害との関連での報告も増加してきている。わが国からの報告も年々多くなってきている。たとえば、横断研究では、当教室からMNA®を用いた日本人のデイケアを使用している要介護高齢者を対

象にした調査で，要介護度とMNA®得点とは関連性があることを報告している[8]．また，地域療養中の要介護高齢者を含むコホートにおいてMNA®評価と老年症候群の集積についての報告もある[9]．地域高齢者では，前期高齢者でMNA®-SFとうつ(geriatric depression scale；GDS)との有意な関係を認めたと報告され[10]，地域高齢者ではMNA®得点と握力，GDSと有意に関連を認める報告もある[11]．とくにアジア地区からは台湾から多数の報告があり，たとえば地域住民の調査からMNA®-SF得点は基本的ADLも手段的ADLとも有意な関係にあると報告されている[12]．高齢者のフレイル(虚弱)は老年医学ではたいへん重要な要介護前状態と認識されているが，ドイツの75歳以上の地域在住高齢者ではMNA®得点とフレイルとの関連の報告がある[13]．

また，地域・在宅でMNA®を使用した縦断研究（前向き研究）も最近増加してきており，台湾ではMNA®得点が4年後のADL，IADLの予測因子として，さらには生命予後の予測因子として有効であると報告している[14,15]．地域でMNA®を使用した前向き研究はわが国ではまだ少なく，今後に期待したい．

## おわりに

このように，現在MNA®は高齢者用の栄養評価法としては栄養の状態の把握のみならず，さまざまな健康障害のセンサーとしての使用方法が広まっている．また在宅での利用も近年多く報告されており，今後の在宅医療の現場での汎用が望まれる．

## 参考文献

1) Kuzuya M, Kanda S, Koike T, et al. Evaluation of Mini-Nutritional Assessment for Japanese frail elderly. Nutrition 2005; 21: 498-503.
2) Vellas B, Guigoz Y, Garry PJ, et al. The Mini Nutritional Assessment (MNA) and its use in grading the nutritional state of elderly patients. Nutrition 1999; 15: 116-22.
3) Rubenstein LZ, Harker JO, Salvà A, et al. Screening for undernutrition in geriatric practice: developing the short-form mini-nutritional assessment (MNA-SF). J Gerontol A Biol Sci Med Sci 2001; 56: M366-72.
4) Cohendy R, Rubenstein LZ, Eledjam JJ. The Mini Nutritional Assessment-Short Form for preoperative nutritional evaluation of elderly patients. Aging (Milano) 2001; 13: 293-7.
5) Kaiser MJ, Bauer JM, Ramsch C, et al. MNA-International Group. Validation of the Mini Nutritional Assessment short-form (MNA-SF): a practical tool for identification of nutritional status. J Nutr Health Aging 2009; 13: 782-8.
6) Izawa S, Enoki H, Hirakawa Y, et al. Lack of body weight measurement is associated with mortality and hospitalization in community-dwelling frail elderly. Clin Nutr 2007; 26: 764-70.
7) 葛谷雅文．在宅．In：雨海照祥，監修，葛谷雅文，宮澤靖，吉田貞夫，編，高齢者の栄養スクリーニングツールMNAガイドブック．医歯薬出版；2011. p123-6.
8) Izawa S, Kuzuya M, Okada K, et al. The nutritional status of frail elderly with care needs according to the mini-nutritional assessment. Clin Nutr 2006; 25: 962-7.
9) Hirose T, Hasegawa J, Izawa S, et al. Accumulation of geriatric conditions is associated with poor nutritional status in dependent older people living in the community and in nursing homes. Geriatr Gerontol Int 2014; 14: 198-205.
10) Yoshimura K, Yamada M, Kajiwara Y, et al. Relationship between depression and risk of malnutrition among community-dwelling young-old and old-old elderly people. Aging Ment Health 2013; 17: 456-60.
11) Kaburagi T, Hirasawa R, Yoshino H, et al. Nutritional status is strongly correlated with grip strength and depression in community-living elderly Japanese. Public Health Nutr 2011; 14: 1893-9.
12) Lee LC, Tsai AC. Mini-Nutritional-Assessment (MNA) without body mass index (BMI) predicts functional disability in elderly Taiwanese. Arch Gerontol Geriatr 2012; 54: e405-10.
13) Bollwein J, Volkert D, Diekmann R, et al. Nutritional status according to the mini nutritional assessment (MNA) and frailty in community dwelling older persons: a close relationship. J Nutr Health Aging 2013; 17: 351-6.
14) Lee LC, Tsai AC. Mini-Nutritional Assessment predicts functional decline of elderly Taiwanese: result of a population-representative sample. Br J Nutr 2012; 107: 1707-13.
15) Wang JY, Tsai AC. he short-form mini-nutritional assessment is as effective as the full-mini nutritional assessment in predicting follow-up 4-year mortality in elderly Taiwanese. J Nutr Health Aging 2013; 17(7): 594-8.

Part 1-4

# 在宅要介護高齢者の栄養状態・栄養介入の実態およびMNA®によるアウトカム予測

榎 裕美 Enoki, Hiromi

## はじめに

高齢者の栄養障害は、重篤な基礎疾患のほかにも加齢を含む身体的な要因、ストレスなどの心理的要因および独居、経済的困窮などの社会的要因と多くの要因が絡み合って起こり[1,2]、さらに高齢者特有の症状である認知機能障害などを含む老年症候群の発症数との関連が深い[3]。ヨーロッパで開発され、いまではわが国でも多くの医療者がスクリーニング・アセスメントツールとして利用しているMini Nutritional Assessment（MNA®）は、栄養障害を評価する実用的な評価法であり、とくに在宅で療養する高齢者を評価するツールとしては、特別な採血などの医療行為を必要としないため、介護支援専門員などの福祉職のスタッフも簡便に評価ができ、今後ますます活用される可能性は高い。さらに、後から開発された低栄養を5項目のみで評価することができるMini Nutritional Assessment Short-Form（MNA®-SF）は、MNA®に比べ評価時間が短縮される利点から、汎用性が高くなっている。

本稿では、はじめに在宅で療養している高齢者の栄養状態と栄養介入の実態について述べ、その後、国内外のMNA®およびMNA®-SFを用いた追跡研究について概説する.

## 居宅療養高齢者の栄養状態および栄養介入の実態

平成12年の介護保険制度の導入から、さまざまな介護保険サービスを利用しながら居宅で療養を続ける高齢者は増加の一途をたどっている。ここでは、近年、わが国の在宅高齢者を対象に実施されたコホート調査から要介護高齢者の栄養状態と栄養介入の実態を述べる.

筆者らが平成24年度に実施した愛知県の居宅療養中の要介護高齢者610名〔男性：250名、女性：360名、平均年齢：80.6 ± 8.7歳、Barthal Index（BI）：71.1 ± 26.1点〕の登録時の調査結果において、要介護度が要支援1、2もしくは要介護1、2であったのは、全体の約67.1%であるのにもかかわらず、MNA®-SFによるスクリーニングの結果、栄養状態に問題がなく良好と判定されたのは、全体で31.8%のみであった[4]。さらに、摂食・嚥下に問題がある高齢者は全体の31.7%に認められた。また、一方、小山らが実施した介護保険サービスの1つである「管理栄養士による居宅療養管理指導」を利用している要介護高齢者251名（男性：113名、女性：138名、平均年齢：79.6 ± 10.3歳、BI：45.6 ± 39.5点）を対

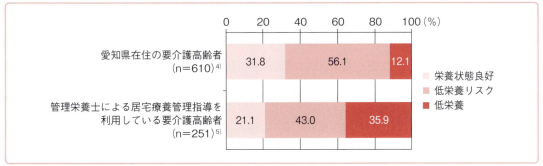

図1　在宅要介護高齢者のコホート研究におけるベースラインの MNA®-SF によるスクリーニングの結果
※愛知県在住の要介護高齢者は管理栄養士による居宅療養管理指導サービスの利用はない
(文献 4, 5 より)

象とした研究[5]では，利用者の要介護度は，4または5が全体の50％を占め，日常生活に支障がある高齢者の割合が高かった．MNA®-SFによる低栄養のスクリーニング結果では，「良好」が全体の21.1％，「低栄養リスク」者は43.0％，「低栄養」は35.9％であった（**図1**）．この2つの研究対象者の背景の違いは，後者のコホート調査では，すでに「管理栄養士による栄養介入が実施されている集団である」ということであり，本人，家族もしくは訪問のスタッフがなにかしら体重減少などの栄養指標の変化に気がついた後の状態である．しかし，すでに日常生活活動能力は低下し，そして栄養状態もきわめて悪化しており，栄養介入の効果がすぐに期待できないのが現状である．

## 高齢者の栄養評価と自覚的健康度との関連

高齢者の緩やかな体重減少は，高齢者自身無意識に進むことから，見落とされやすいため，低栄養状態となり生命予後悪化にも関連する，と Wijnhoven らの報告にある[6]．

Ji らの実施した90歳以上の居宅高齢者632名（男性：208名，女性：424名，平均年齢：93.5歳）の調査[7]では，MNA®-SFによるスクリーニングの結果，栄養状態が良好であったのは全体の23.9％，低栄養のリスク者は70.4％，低栄養は5.7％であった．この研究で興味深いのは，調査において，健康状態の自己評価と栄養状態の自己評価の聞き取りを実施しており，MNA®-SFによる栄養評価と自己評価（健康状態と栄養状態）との関連について言及している（**表1**）ことである．MNA®-SFによる評価で，栄養状態が良好であったのは全体のわずか23.9％であったにもかかわらず，健康状態の自己評価では，全体の56.7％の高齢者が，「良い」または「たいへん良い」と回答し，栄養状態の自己評価においても全体の79.7％の高齢者が自身を「栄養状態良好」と自己判定している．まさに，高齢者では無意識に栄養状態が緩やかに悪化していくのである．残念ながら，この研究は横断調査であるため，予後の検討については示されていないが，居宅の高齢者に対し食事量や嚥下機能，身体計測値等の栄養状態をつねに定期的に評価していくことは，高齢者の予後を良好に保つ重要なポイントといえる．

## MNA® および MNA®-SF による死亡率の予測（海外の研究報告）

スペインの90歳代の在宅高齢者176名（男性：41名，女性：135名，平均年齢：93.0±

表1 MNA®-SF と対象者自身の健康状態および栄養状態の自己評価との関係

| | | 全体 | 栄養状態良好 ≧12 | 低栄養リスク 8≦〜≦11 | 低栄養 ≦7 |
|---|---|---|---|---|---|
| 対象者（人） | | 632 | 151 | 445 | 36 |
| 健康状態の自己評価（％） | 良いまたはたいへん良い | 56.7 | 66.2 | 54.4 | 44.4 |
| | 普通 | 26.0 | 23.2 | 27.0 | 25.0 |
| | 悪いまたは大変悪い | 17.4 | 10.6 | 18.7 | 30.6 |
| 栄養状態の自己評価（％） | 問題ない | 79.7 | 82.1 | 79.1 | 75.0 |
| | 低栄養のリスクがある | 14.1 | 13.9 | 13.8 | 18.8 |
| | 低栄養 | 6.3 | 4.0 | 7.0 | 6.3 |

（文献7より）

3.2歳, BI：60.8 ± 30.0 点）を2年間追跡した研究において[8], アウトカムを死亡もしくはADLがベースラインから19％＜の低下を示した群と ADLの低下が19％以下であった群の比較では, ベースラインの MNA®-SF スコアに有意な差が認められ, さらに多変量解析により, 生命予後と ADL 悪化に関連する有意な因子として抽出されたのは, 手段的 ADL スコアと認知機能評価スコアであった. 認知機能障害と栄養状態との関連については, Isaia らの研究においても詳細な検討がされており, とくにアルツハイマー型認知症罹患者において, 栄養状態が著しく悪化していると報告がされている[9].

一方, スウェーデンの 65〜79歳（平均年齢：73歳）の居宅で生活する女性 351 名を平均 10.1年間追跡した研究[10]において, ベースラインの MNA® スコアが 23.5 点以下の者は 23.5 点＜の者に比べ, 10 年後の死亡のリスクは, ADL, 疾患, 喫煙などの共変量の調整後で 2.36 倍であることを明らかにし, 居宅では早期にエネルギー補給などの介入の必要性があると結論づけている. この研究では, MNA® は長期の予後を予測する有用な指標であると述べる一方で, MNA®-SF については予後を予測することができなかったと報告している.

つぎに, MNA® および MNA®-SF は, どちらも予後を予測する有用なツールであると報告している台湾の大規模研究を紹介する. 台湾の 65 歳以上の高齢者を対象とした前向き研究[11]では, 2,674名（男性：1,474名, 女性：1,200名, 65〜84歳：93.7％, 85歳以上：6.3％）に対し, MNA® および MNA®-SF を用いたスクリーニングを実施し, 4年後の生命予後との関連を報告している. なお, MNA® および MNA®-SF ともに Taiwan version とし, MNA® では, Full-MNA-T1 として, スクリーニング項目 F は Body Mass Index（BMI）を, アセスメント項目 R は Calf circumference（CC）を使用して評価, Full-MNA-T2 ではスクリーニング項目 F は CC を使用し, もともとCC を評価する項目 R は評価項目から抜き, 項目 Q の Mid-arm circumference（MAC）にR の点数分を加点している. また, MNA®-SF は, MNA-T1-SF としてスクリーニング項目 F を BMI で評価, MNA-T2-SF は項目 F を CC で評価している. ベースラインのスクリーニングの結果は, 図2のとおりであり, これら4種類のツールの整合性は十分であると述べている. Cox 比例ハザードモデルを用いた生存分析では, 図3に示したように, Full-MNA-T1, MNA-T1-SF および Full-

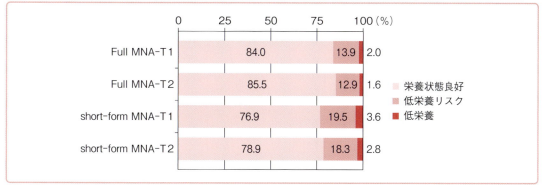

図2 4種類のMNA®とMNA®-SF（Taiwan version）による栄養評価結果
（文献11より）

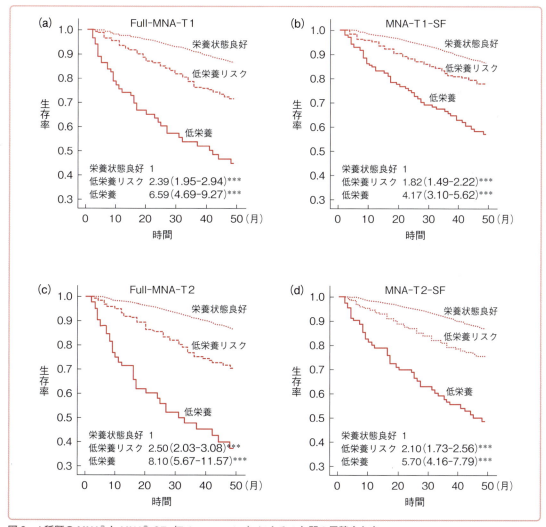

図3 4種類のMNA®とMNA®-SF（Taiwan version）による4年間の累積生存率
・コックス比例ハザードモデルにより，性，年齢，教育歴で調整した．
・図には栄養状態良好を対照群とした低栄養リスク，低栄養のハザード比（HR）と95％信頼区間（95％CI）を同時に示した．***：$p<0.001$.
（文献11より）

MNA-T2, MNA-T2-SF の4種類の累積生存率およびハザード比は，どれも十分に4年後の死亡を予測する有用なツールであることを明らかにしている．この研究の結論としては，MNA®-SF は BMI を用いても CC を用いてもどちらも高齢者の低栄養をスクリーニングするために適切なツールであり，MNA® のフルバージョンよりも時間短縮ができる非侵襲的な簡便なツールとして推奨できると述べている．

## MNA® および MNA®-SF による2年後の死亡率の予測（わが国の研究報告）

わが国において MNA® と生命予後との関連を検討した研究として，Inoue らの在宅療養高齢者181名（男性：62名，女性：119名，平均年齢：79.8 ± 8.8歳，BI：76.9 ± 23.7点）を2年間追跡した報告がある[12]．ベースラインでの MNA® によるスクリーニング結果は，栄養状態良好が全体の29.3%，低栄養のリスク者は45.9%，低栄養は24.9%であった．このコホート研究では，血液生化学データの血清アルブミン濃度の測定を行っており，MNA® によりスクリーニングした3群で血清アルブミン濃度を比較した結果，3群間に有意な差が認められ，MNA® のスクリーニングで栄養状態が悪化している者ほど，血清アルブミン濃度は低値を示すことを明らかにしている（図4）．死亡をアウトカムとした生存分析の結果では，侵襲をともなわない MNA® は血清アルブミン濃度と同等に，生命予後を予測する有意な因子であると報告している．

一方，筆者らが実施した在宅療養要介護高齢者593名（男性：250名，女性：343名，平均年齢：81.3 ± 8.0歳，BI：60.9 ± 30.1点）を2年間追跡したコホート研究[13]では，ベース

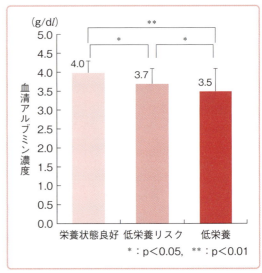

図4　MNA® のスクリーニング評価と血清アルブミン濃度との関係
（文献12より）

ラインの栄養評価に MNA®-SF を用いた．MNA®-SF によるスクリーニング結果は，栄養状態良好が全体の33.4%，低栄養のリスク者が51.9%，低栄養が14.7%であった．2年間の追跡により，入院および入所のイベント発生のリスクは，ベースラインの MNA®-SF の評価とは有意な関係は認められなかったが，死亡のイベント発生では有意な関係が認められ，Cox 比例ハザードモデルによる生存分析の結果では栄養状態良好を対照群としたハザード比は，低栄養で2.90倍（95%信頼区間：1.59〜5.29, $p<0.001$）であることを報告している．

以上より，前項で述べた台湾の Tsai らの報告[11] 同様に，わが国においても，MNA® および MNA®-SF によるスクリーニングは，居宅療養高齢者の短期間の生命予後を予測する有効なツールであると考えられる．

## おわりに

本稿では，在宅で療養している高齢者の栄養状態と栄養介入の実態および MNA®，MNA®-SF を用いた前向きコホート研究を中

心に紹介し，MNA®およびMNA®-SFの予後予測の有用性について概説した．両者ともに居宅の高齢者の生命予後を予測するツールであることは明らかであるが，今後どのような方法で在宅の現場において活用していくのかについては，早急に検討する必要がある．先に述べたように，いまのわが国の在宅の現場では，一見健康そうな要介護度の低い高齢者の栄養状態の悪化を見過ごしている可能性は十分に考えられる．海外では新しい試みとして，低栄養の評価を高齢者自身または介護者がチェックするSelf-MNA®の調査票が開発されつつある．HuhmannらはMNA®-SFの6項目を用い，専門家の評価と高齢者本人または介護者のセルフチェックの評価について比較した結果，十分な信頼性があったと報告しており[14]，今後，さらなる妥当性の検討が行われる予定である．

わが国ではますます高齢化が進み，在宅サービスを中心に利用者の数が急速に増加することは明確であり，在宅高齢者の低栄養問題についての議論は緊急性が高い．今後，在宅の場において，介護予防施策も含め，どこのポイントで誰がどのように評価，介入，モニタリングしていくのかをシステム化していく必要がある．

### 参考文献

1) Wakimoto P, Block G. Dietary intake, dietary patterns, and changes with age: an epidemiological perspective. J Gerontol A Biol Sci Med Sci 2001; 56 (Spec No2): 65-80.
2) Wilson MM, Morley JE. Invited review: Aging and energy balance. J Appl Physiol 2003; 95:1728-36.
3) Saka B, Kaya O, Ozturk GB, et al. Malnutrition in the elderly and its relationship with other geriatric syndromes. Clin Nutr 2010; 29: 745-8.
4) 榎 裕美, 加藤恵美. 愛知県在宅高齢者における摂食嚥下・栄養障害と健康障害ならびに在宅非継続性との関連：厚生労働省研究費補助金長寿科学研究事業「地域・在宅高齢者における摂食嚥下・栄養障害に関する研究報告書（研究代表者：葛谷雅文）」; 2013. p44-9.
5) 杉山みち子, 榎 裕美, 加藤昌彦, 小山秀夫. 管理栄養士による居宅療養管理指導利用者の実態調査：厚生労働省研究費補助金老人保健健康増進等事業「居宅療養管理指導のあり方に関する調査研究事業報告書（研究代表者：小山秀夫）」; 2013.
6) Wijnhoven HA, Schilp J, van Bokhorst-de van der Schueren MA, et al. Development and validation of criteria for determining undernutrition in community-dwelling older men and women: The Short Nutritional Assessment Questionnaire 65+.Clin Nutr 2012; 31: 351-8.
7) Ji L, Meng H, Dong B. Factors associated with poor nutritional status among the oldest-old. Clin Nutr 2012; 31: 922-6.
8) Ferrer A, Formiga F, Ruiz D, et al. Predictive items of functional decline and 2-year mortality in nonagenarians--the NonaSantfeliu study. Eur J Public Health 2008; 18: 406-9.
9) Isaia G, Mondino S, Germinara C, et al. Malnutrition in an elderly demented population living at home. Arch Gerontol Geriatr 2011; 53: 249-51.
10) Lundin H, Sääf M, Strender LE, et al. Mini nutritional assessment and 10-year mortality in free-living elderly women: a prospective cohort study with 10-year follow-up. Eur J Clin Nutr 2012; 66: 1050-3.
11) Tsai AC, Chang TL, Wang JY. Short-form Mini-Nutritional Assessment with either BMI or calf circumference is effective in rating the nutritional status of elderly Taiwanese——results of a national cohort study. Br J Nutr 2013; 110: 1126-32.
12) Inoue K, Kato M. Usefulness of the Mini-Nutritional Assessment (MNA) to evaluate the nutritional status of Japanese frail elderly under home care. Geriate Gerontol 2007; Int7: 238-44.
13) Enoki. H, Kuzuya M: 未発表データ.
14) Huhmann MB, Perez V, Alexander DD, Thomas DR. A self-completed nutrition screening tool for community-dwelling older adults with high reliability: a comparison study. J Nutr Health Aging 2013; 17: 339-44.

# Part 1-5 口腔機能と低栄養

菊谷　武 Kikutani, Takeshi
尾関麻衣子 Ozeki, Maiko

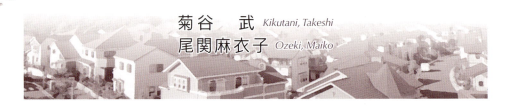

## はじめに

咀嚼機能を著しく低下させる要因に歯の喪失がある．歯の喪失の多くは，う蝕や歯周病によるもので罹患率の高い疾患である．一方で，平成23（2011）年度に行われた歯科疾患実態調査によると8020達成者（80歳で20本以上の歯を有する者）の割合は38.3％を示し，平成17（2005）年の調査結果24.1％から急増している．まさに，多歯時代の到来である．一方，口腔の運動機能低下から生じる摂食機能の低下や要介護状態になったのちの口腔管理の不行き届きにより，咀嚼機能が著しく低下した高齢者は多い．本稿では，口腔機能の低下と栄養状態との関連を示すとともに，高齢者における口腔の問題について解説する．

## 歯の喪失と栄養摂取との関連

歯の喪失と栄養摂取との関連に関する報告は多い[1]．Sheihamら[2]は，英国の国民調査であるNational Diet and Nutrition Surveys（NDNS）のなかから65歳以上の健常高齢者753名を対象に4日間の食事調査結果と口腔内状態との関係を検討している．その結果，無歯顎者において血清中のアスコルビン酸とレチノールの量が有意に少ないことを報告している．またNowjack-Raymerら[3]は，米国の全国健康栄養調査〔National Health and Nutrition Examination Survey（NHANES）III〕の結果を用いて，完全有歯顎者と無歯顎者で全部床義歯装着者の栄養状態を比較している．それによると，無歯顎者の摂取量が完全有歯顎者に比べてニンジンで2.1倍，サラダで1.5倍とそれぞれ有意に少なかったことが報告されている．さらに，血清中の$\beta$-カロテン，葉酸，ビタミンCが無歯顎者で有意に少なかったことを明らかにしている．さらに，筆者ら[4]も，臼歯部の咬合が残存歯で維持されている者と義歯で維持されている者を比較して，それぞれ残存歯の喪失が野菜や果物の摂取，ビタミン類の摂取に影響を及ぼしていることを報告している．

## 歯の喪失と栄養障害との関係

歯の喪失と関連する栄養障害は低栄養ばかりではない．残存歯数の少ない者は，肥満傾向になるとの報告も多くみられる．Leeら[5]は，Health, Aging, and Body Composition Studyにおいて，人種にかかわらず無歯顎者で1年間に5％の体重増加がみられた者が有意に多かったことを報告しており，ブラジルの研究においても，無歯顎者や少数歯残存者で義歯

を使っていない者で有意に肥満の者が多かったことや腹囲が大きかったことが報告されている[6]．一方，do Nascimentoら[7]は，The Frailty in Brazilian Elderly Studyの対象者のなかから65歳以上の高齢者835名を用いて，無歯顎者で義歯を装着していない者は20本以上歯が残存している者より過体重・肥満はもちろん低体重も有意に多かったことを報告している（図1）．その理由は，歯の喪失が進むと，噛みにくい食品群を避け，その代償として噛みやすい穀類や菓子などの摂取の増加につながるためである．Marcenesら[8]は，20歯以上残存している者は適切なBMI（20～25）を保っている者が多いことを報告しており，高齢者において歯の存在は，健康を維持するために重要であるといえる．

## 歯の喪失と栄養障害との関係（要介護高齢者の場合）

要介護高齢者では，歯の喪失は健常高齢者以上に栄養摂取に影響を与えており[9]，義歯装着・未装着の影響は健常者以上に大きい．筆者らは，在宅療養中の高齢者の咬合支持と栄養状態との関連を検討した[10]．対象者（716名，平均年齢83.2歳）の75%が天然歯による咬合支持を失っており，そのうち1/3が義歯によっても回復されることなく，咬合支持の崩壊状態であった（図2）．咬合関係が残存歯で維持されている群，義歯で維持されている群，咬合が維持されていない群に分けて，MNA®-SFとの関係を検討したところ，咬合関係が残存歯で維持されている群に比べて，義歯で維持されている群は1.7倍，咬合が維持されていない群では3.2倍有意に低栄養となるリスクが高いことを報告した（図3）．居宅療養者を対象としたSoiniらの研究[11]でも，上下無歯顎者で義歯のない者でBMIが有意に低いことが示されている．また，介護施設入所者を対象とした研究では，上下無歯顎者で義歯を装着していない者は上下床義歯装着者や部分床義歯装着者に比べて，MNA®で低栄養リスクが高いことが報告

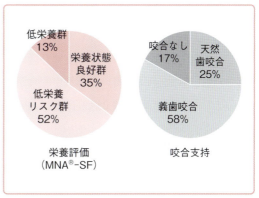

図2　居宅要介護高齢者の低栄養リスクと頻度と咬合支持
（文献10より）

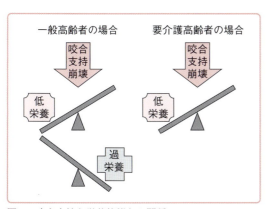

図1　咬合支持と栄養状態との関係

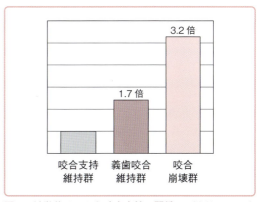

図3　低栄養リスクと咬合支持の関係　（文献10より）

されている[12].

## 在宅高齢者の歯科受診状況

上記の報告を行った在宅療養高齢者の歯科受診状況を調査したところ,定期的に歯科を受診している者は15％に過ぎず,75％の者は1年以上歯科受診をしていなかった.医科診療所の受診については97％の者が定期的に受診をしていたのに比較すると著しく低い結果となった.介護度別でみると,軽度要介護(要支援や要介護1)の者では比較的受診率が高かったが,中等度要介護(要介護2,3),さらには重度要介護(要介護4,5)の者では,受診率が低下していた.とくに定期的受診に加え,症状があっても受診できていない状況がうかがわれた(図4).さらに,各要介護状態における受診方法をみると,軽度要介護では自ら受診している者が多いものの,軽度要介護の者では,受診の際に介助が必要となっており,重度要介護の場合には訪問診療を利用している実態が明らかとなった.以上のように,要介護高齢者において

は,歯の喪失によって咬合支持の崩壊を示すものが多いにもかかわらず,歯科受診行動に結びついておらず,その原因に受診の際に介助が必要であることがあげられた.一方で,訪問診療を利用して受診する重度要介護高齢者には,全身の運動機能の低下に加えて口腔の運動機能の低下も予想されるため,歯科治療による咬合支持を再構築しても咀嚼機能の改善効果が乏しい可能性が考えられる.在宅要介護高齢者の低栄養の予防には,比較的ADLが維持されている時点からの早期歯科受診が重要であるといえる.

## 摂食嚥下障害患者の低栄養の実態

当クリニックは,病棟をもたない外来と訪問診療にて摂食嚥下リハビリテーションを行う専門クリニックである.開院後2年で3,000名の患者が受診し,約半数が65歳以上の高齢者であった.臨床統計をまとめた10カ月間のデータでは,この間に受診した外来患者582名の

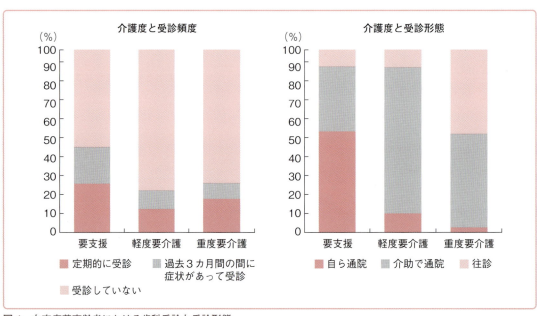

図4　在宅療養高齢者における歯科受診と受診形態

うち，クリニックの歯科医師の指示により栄養アセスメントを行った65歳以上の高齢患者は131名であった．管理栄養士により，BMI，体重減少率，MNA®-SF，摂食嚥下障害の原因疾患などをもとに栄養アセスメントを行い，低栄養リスクを評価した．その結果，低栄養リスクが高レベルの患者は37％，中レベルは27％，となり，栄養指導を必要とする患者はあわせて64％存在した．摂食嚥下障害の原因疾患は脳血管疾患のほか，神経筋疾患，口腔咽頭がん，認知症などであった．また，栄養指導の際に同席したのは，患者の子世帯が35％，配偶者が34％であったが，同席者が不在で本人のみの場合は29％であった．患者のみで同席者がいないケースの多くは，患者が一人暮らしであるか，家族が高齢などの理由で来院が困難な場合であった．同席した配偶者は，妻が79％であったが，調理経験の乏しい夫が妻の介護を担っているというケースも多かった（図5）．低栄養を示す摂食嚥下障害患者の特徴として，原因疾患が進行性である者も多く，摂食嚥下機能の悪化に加えてADLも低下する．摂食嚥下機能の特性に合わせた栄養指導が必須であるとともに，外来から在宅に向けた継続的な管理が必要であるといえる．

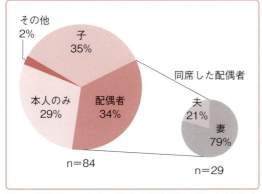

図5　低栄養リスク者に対する栄養指導の際に同席した者

## 口腔にみられるサルコペニア

サルコペニアの原因や病態については他稿にゆずるが，口腔は，口唇や頬，軟口蓋といった筋によって成り立つ器官に囲まれ，さらに，中央には舌という筋の塊が鎮座し，これを構成している．咀嚼は上記に示したような歯の役割が大きいが，一方で，食物を捕食し，歯によって構成される咀嚼面に食物を運び保持し，咀嚼後に咽頭に送り込むといった食物を口腔内で移動させているのは舌や口唇，頬などの役割である．全身の筋量の低下にともない，さらには，口腔の運動が十分に行われないと口腔内の筋肉量が低下し，筋量も合わせて低下する．いわば，口腔のサルコペニアといった状態である．筆者らは，口腔のサルコペニアの指標として舌の筋量や舌の筋力について検討している．

### ■舌の筋量はどのように減少するのか？

たんに加齢のみでは，舌の筋量は低下しない．一方，舌の運動の力である口蓋への押しつけ圧（舌圧）は，年齢によって徐々に低下するが，75歳未満まではその低下の程度は緩やかであるが75歳以上において著しく認められる（図6）[14]．下肢などの骨格筋の場合，筋量と筋力は相関を示す．しかし，舌の場合には，筋量と筋力との相関は認められない．さらに，下肢をはじめとする他の骨格筋量との相関も認めない．これは，舌は口蓋と下顎に囲まれた口腔という固有口腔という空間に存在していることが原因と考えられる．一方，要介護高齢者に対する検討においては，舌の筋量と筋力が相関を示す．さらに，舌の筋量は全身の筋肉量の指標と相関を示し，全身のサルコペニアとの関連が示唆される（図7）[13,15]．また，嚥下障害を有する者は舌圧が有意に低いことが示されており（図8）[16]，舌にみられるサルコペニアはほかの

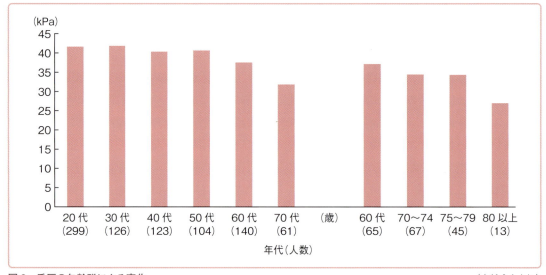

図6 舌圧の年齢群による変化　　　　　　　　　　　　　　　　　　　　　　　　　　　　（文献14より）

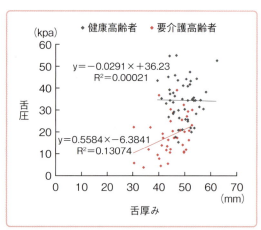

図7 舌厚みと舌圧の相関（健康高齢者と要介護高齢者）
（文献13，15より）

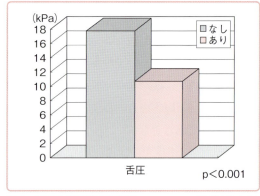

図8 舌圧と嚥下障害の相関　　　　　　　（文献16より）

骨格筋にみられるサルコペニアとは若干異なる病態を示すが，要介護高齢者においては骨格筋同様，減少を示し，嚥下障害などとの関連も示唆されるといえる．

■**全身のサルコペニアと口腔のサルコペニアの関連**

全身の筋肉の減少は，筋力の低下にもつながり，身体機能の低下を招く．筋肉は体のなかでも体熱を多く産生する重要な器官となる．すなわち，筋肉が衰えると，基礎代謝量が減少し，エネルギーの消費量の低下を招く．これは，不十分な栄養摂取につながり，体蛋白の合成を低下させ，サルコペニアを取り巻く「負のスパイラル」を形成する．全身のサルコペニアにともなって口腔のサルコペニアが生じると，咀嚼機能や嚥下機能に悪影響を与え[17]，摂取量の低下を招き，口腔のサルコペニアが全身のサルコペニアに拍車をかけることになる．そこで，口腔のサルコペニア対策として，口腔にレジスタンス運動を負荷することで，口腔機能の改善を図り，全身のサルコペニアの負のスパイラルを断ち切ることができるのではないかと考えてい

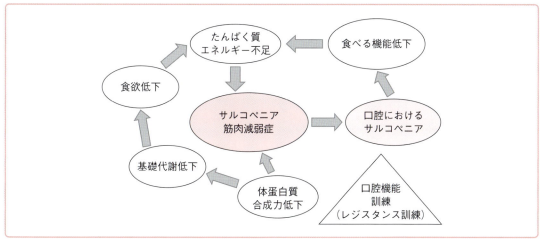

図9 サルコペニアと口腔のサルコペニア

る（図9）[18]．

## 多歯時代における口腔管理の必要性

　冒頭に示したように，多歯時代が到来する．一方，口腔機能の低下とともに口腔内の自浄作用が低下すると，残存した歯は食物残渣やプラークに覆われる．それを除去するために必要な上肢や手指機能の低下，さらには認知機能の低下も認められるようになると，う蝕や歯周病が発症，重度化し，口腔内は容易に崩壊する．歯の増加に応じて口腔内の細菌数の増加が認められるのも事実で，これらが，う蝕や歯周病の原因ばかりでなく，ときとして，誤嚥性肺炎の引き金にもなると考えられる．歯の存在が誤嚥性肺炎発症などのリスクファクターにならないように徹底した口腔管理が必要となる．さらに，歯を多く残す高齢者が増加したことで，介護の現場ではさまざまな問題が生じている．う蝕や歯周病といった歯科疾患は歯があることによって存在する．認知機能の低下や併存疾患の存在により，歯科治療が困難であったり，歯科治療にともなうリスクを考慮し，必要な歯科治療を提供できない場合も多い．

　歯科疾患の予防は，適切な口腔衛生管理により可能であることから，継続的に行う徹底的な口腔衛生管理により，歯科治療の必要性を最小限にすることも可能である．早期からの継続的な口腔管理こそが高齢者には必要となる．

## おわりに

　8020を達成した高齢者が増加している事実は，喜ばしい．一方，ひとたび口腔ケアの自立が困難になったり，全身さらには口腔にも運動障害がみられるようになったりした場合，その様相は一変する．継続的な口腔管理こそが高齢者の口腔機能を維持し，ひいては栄養状態の維持に寄与すると考える．

### 参考文献

1) Yoshida M, Suzuki R, Kikutani T. Nutrition and oral status in elderly people JDSR 2013. http://dx.doi.org/10.1016/j.jdsr.2013.09.001
2) Sheiham A, Steele JG, Marcenes W, et al. The relationship among dental status nutrient intake, and nutritional status in older people. J Dent Res 2001; 80: 408-13.
3) Nowjack-Raymer RE, Sheiham A. Association of edentulism and diet and nutrition in US adults. J Dent Res 2003; 82: 123-6.
4) Yoshida M, Kikutani T, Yoshikawa M, et al. Correlation between dental and nutritional status in communi-

ty-dwelling elderly Japanese. Geriatr Gerontol Int 2011; 11: 315-9.
5) Lee JS, Weyant RJ, Corby P, et al. Edentulism and nutritional status in a biracial sample of well-functioning, community-dwelling elderly: the health, aging, and body composition study. Am J Clin Nutr 2004; 79: 295-302.
6) Hilgert JB, Hugo FN, de Sousa Mda L, Bozzetti MC. Oral status and its association with obesity in Southern Brazilian older people. Gerodontology 2009; 26: 46-52.
7) do Nascimento TL, da Silva DD, Liberalesso NA, et al. Association between underweight and overweight/obesity with oral health among independently living Brazilian elderly. Nutrition 2013; 29: 152-7.
8) Marcenes W, Steele JG, Sheiham A, Walls AW. The relationship between dental status, food selection, nutrient intake, nutritional status, and body mass index in older people. Cad Saude Publica 2003; 19: 809-16.
9) Dion N, Cotart JL, Rabilloud M. Correction of nutrition test errors for more accurate quantification of the link between dental health and malnutrition. Nutrition 2007; 23: 301-7.
10) Kikutani T, Yoshida M, Enoki H, et al. Relationship between nutrition status and dental occlusion in community-dwelling frail elderly people. Geriatr Gerontol Int 2013; 13: 50-4.
11) Soini H, Routasalo P, Lauri S, Ainamo A. Oral and nutritional status in frail elderly. Spec Care Dentist 2003; 23: 209-15.
12) Soini H, Muurinen S, Routasalo P, et al. Oral and nutritional status--Is the MNA a useful tool for dental clinics. J Nutr Health Aging 2006; 10: 495-9.
13) Utanohara Y, Hayashi R, Yoshikawa M, et al. Standard values of maximum tongue pressure taken using newly developed disposable tongue pressure measurement device, Dysphagia 2008; 23: 286-90.
14) Kikutani T, Tamura F, Nishiwaki K, et al. Oral motor function and masticatory performance in the community-dwelling elderly, Odontology 2009; 97: 38-42.
15) 岡山浩美, 田村文誉, 戸原 雄, 菊谷 武. 要介護高齢者の舌の厚みに関する研究, 障歯誌 2010；31：723-29.
16) Yoshida M, Kikiutani T, Tsuga K, et al. Decreased tongue pressure reflects symptom of dysphasia, Dysphasia 2006: 21: 1-5.
17) Tamura F, Kikutani T, et al. Tongue Thickness Relates to Nutritional Status in the Elderly. Dysphagia 2012; 27. [Epub ahead of print]
18) 菊谷 武. 高齢患者の有する摂食上の問題点と対応（2）咀嚼能力・意識の低下とその対応. 栄養—評価と治療 2004；21：451-6.

\*　　　\*　　　\*

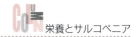

# 栄養とサルコペニア

## 山田 実 Yamada, Minoru

## サルコペニアのメカニズム

　サルコペニアとは加齢にともなう骨格筋量の萎縮症であり，65歳以上の高齢者においてこのサルコペニアの有症率は男女ともに20％程度である[1]．サルコペニアは移動能力の低下，日常生活活動能力の低下をきたし転倒・骨折のリスクを高めるだけでなく，各種疾病の罹患率を高め生存期間を短縮すること[2]や膨大な医療費が費やされることなどが報告されている[3]．そのため，サルコペニアの予防・改善は超高齢社会が抱えたきわめて重要な課題であるといえる．

　加齢にともなう骨格筋量減少は40歳ごろからはじまり，40～44歳から75～79歳までの35年間で男性では10.8％，女性では6.4％の四肢筋量減少が認められる[4]（図1（a））．女性よりも男性のほうが減少率が大きいが，これにはインスリン様成長因子（IGF-1）やテストステロンなど内分泌系の加齢変化が関与していると考えられる．IGF-1やテストステロンといった骨格筋の同化作用を有するホルモンは，とくに男性で加齢による影響を受けやすいことが報告されており[5, 6]，これらホルモンの血中レベルの低下によって男性では骨格筋量が低下しやすくなっているものと考えられる．

　一方，骨格筋の異化作用を有する炎症性サイトカインは加齢とともに増加する．とくに高齢期では基礎疾患の有病率が高く，それによって炎症性サイトカインの血中レベルが高くなることは十分に予想できるが，加えて内臓脂肪の関与がある．内臓脂肪面積の加齢変

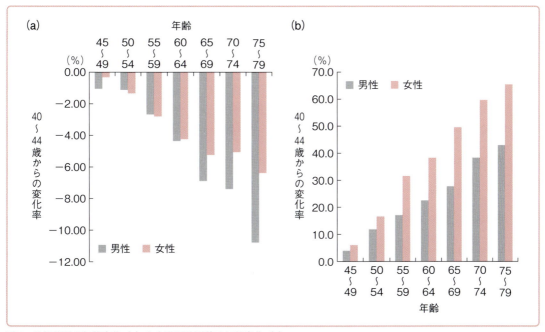

図1　骨格筋量の加齢変化（a）と内臓脂肪面積の加齢変化（b）
40歳以降に加齢変化が生じていることがわかる．

（文献4より）

化も骨格筋と同様に40歳ごろからはじまり，40～44歳から75～79歳までの35年間で男性では42.9％，女性では65.3％も増加することがわかっている[4]（図1(b)）．内臓脂肪は内分泌器官であり，肥大化した内臓脂肪からは骨格筋の異化作用を有するインターロイキン-6（IL-6）や腫瘍壊死因子（TNF-α）などの炎症性サイトカインを分泌する（図2）．

このようにサルコペニアは筋代謝のバランス崩壊によって生じることから，サルコペニアを予防・改善させるためには，筋の同化作用を促進し異化作用を抑制する必要がある（図2）．

## サルコペニアに対する介入の考え方

IGF-1やテストステロンは筋同化作用を有する有名なホルモンである．これら筋同化作用を有するホルモンは加齢にともなってレベルが減少してしまうが，IGF-1に関しては骨格筋収縮によって分泌が促進されることができる．そして，この骨格筋収縮はレジスタンストレーニングのような高負荷な運動だけでなく，低負荷な有酸素運動であっても十分に分泌が促されることも知られている．さらに運動には内臓脂肪を減少させ，二次的に炎症性サイトカインの血中レベルを抑制する作用があるため，結果的に筋の異化作用を抑制するように働くことになる．つまり，運動には筋の同化作用を促進し，異化作用を抑制するというサルコペニア予防の理想的な作用があるのである．

なお，これら筋の同化に必要不可欠なものが適切な栄養である．とくにバリン，ロイシン，それにイソロイシンといった分岐鎖アミノ酸（BCAA）は筋の同化作用に重要な役割を果たしている．また，近年では，血中のビタミンD濃度（25 OHD）が運動パフォーマンスに深く関与していることが報告されるようになり[7, 8]，システマティックレビューによっても25 OHDレベルが低い方であれば，ビタミンD摂取による転倒抑制の効果があるとまとめられた[9]．そもそも骨格筋の表面にはビタミンDレセプターという核内受容体が存在し，血中のビタミンDを筋内に取り込むことにより筋の収縮力を増強させたり，筋の同化作用を促進することが知られている．たんぱく質は牛肉・豚肉・鳥肉などの肉類や魚類，それに大豆製品などに豊富に含まれており，ビタミンDは魚類やキノコ類に豊富に含まれている．高齢者ではこれら食品の摂取量が減少していることが多く，筋の同化を促進させることがむずかしくなっている．また，運動量を増やせば消費エネルギー量が増加するため，それにともなって摂取エネルギー量も増やす必要があるが，高齢者では摂取エネルギー量が増えないこともしばしばあり，栄養面の重要性を再認識する必要があるだろう．

このような栄養素は単独摂取でもサルコペニア予防・改善効果があることが報告されているが，運動との組み合わせによってその効果がより高まることが確認されており，近年では運動とアミノ酸摂取の組み合わせ[10]や運動と茶カテキンの組み合わせ[11]がサルコペニア予防・改善に効果的であっ

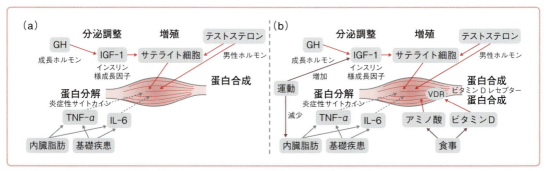

図2　骨格筋の同化と異化のイメージ（a）とサルコペニアに対する介入の考え方（b）
運動は骨格筋の同化作用を促進し，異化作用を抑制するように作用する．

## サルコペニアに対する運動・栄養介入の実際

つぎにサルコペニアの予防・改善を目的とした実際の介入方法について，筆者らが行った検討を紹介する．

レジスタンストレーニングは筋の同化促進のためにもっとも重要な介入手段である．これまでにも数多くの検証が行われるなかで，筆者らも虚弱高齢者（要介護認定者）に対するレジスタンストレーニングの効果検証を実施した．その結果，虚弱高齢者であっても週に3回の頻度で1年間のレジスタンストレーニングを実施することで，四肢筋量が約5％増加していることがわかった[12]．なお，3カ月ごとに筋量を測定すると，トレーニング開始3カ月では有意な改善は認められておらず，6カ月以降から少しずつ効果が認められていた．一般高齢者であれば3カ月でも十分に効果が認められるといわれるなかで[13]，虚弱高齢者では3カ月間のレジスタンストレーニングでは効果が得られにくいということについては，栄養の側面が関与していると考えられる．虚弱高齢者ではそうでない高齢者と比較して，栄養摂取状態が悪化していることが多く，通常の食生活で十分なたんぱく質やビタミンD等といった筋の同化促進作用を有する栄養素を摂取できていない場合が多い．そこで，筆者らは虚弱高齢者を対象に，レジスタンストレーニングに加えて栄養サポートを行えば筋の同化作用を促進することができるのかどうかを検証した．この検討では，週に3回の頻度で3カ月間のレジスタンストレーニングを行うとともに，トレーニングごとに高たんぱく・高ビタミンD含有の栄養補助食品を摂取するというものである．なお，コントロール群はレジスタンストレーニングのみ実施するという内容とした．その結果，レジスタンストレーニングと栄養補助を組み合わせた介入群では3カ月後に四肢筋量が約5％増加したのに対して，レジスタンストレーニングのみ実施したコントロール群では有意な改善は認められなかった[14]（**図3**）．同じ内容のレジスタンストレーニングを実施しているにもかかわらず両群間で差が生じたという結果は，虚弱高齢者では通常の食事だけでは適切に栄養摂取を行うことがむずかしく，栄養サポートが重要であることを示唆した．

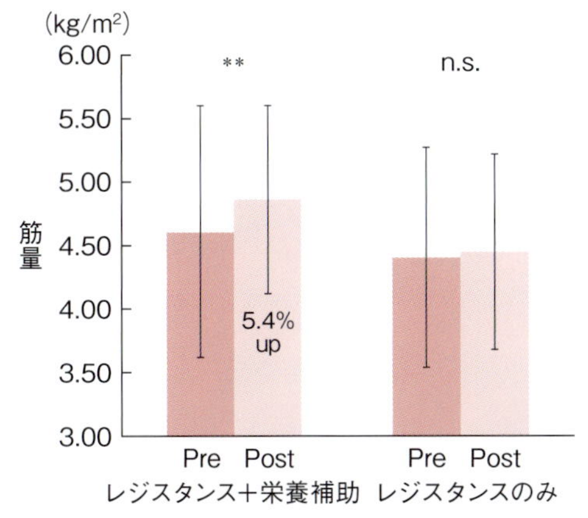

## おわりに

20％という膨大な罹患率からも推測されるように，サルコペニアはコモンな加齢変性である．筋量減少は40歳以降に生じることから，できるだけ早期からのサルコペニア予防が重要であることはいうまでもない．一人でも多くの方に適切な栄養補給と積極的運動というライフスタイルが定着することを切望する．

**図3 レジスタンストレーニングと栄養補助の組み合わせ効果**
レジスタンストレーニングと栄養補助の組み合わせによる3カ月間の介入によって，四肢筋量は5.4％増加する．
（文献14より）

### 参考文献

1) Yamada M, Nishiguchi S, Fukutani N, et al. Prevalence of sarcopenia in community-dwelling Japanese older adults. J Am Med Dir Assoc 2013; 14(12): 911-5.
2) Landi F, Cruz-Jentoft AJ, Liperoti R et al. Sarcopenia and mortality risk in frail older persons aged 80 years and older: results from ilSIRENTE study. Age Ageing 2013; 42: 203-

3) Janssen I, Shepard DS, Katzmarzyk PT, et al. The healthcare costs of sarcopenia in the United States. J Am Geriatr Soc 2004; 52: 80-5.
4) Yamada M, Moriguchi Y, Mitani T, et al. Age-dependent changes in skeletal muscle mass and visceral fat area in Japanese adults from 40-79 years of age. Geriatr Gerontol Int (in Press).
5) Albani D, Batelli S, Polito L, et al. A polymorphic variant of the insulin-like growth factor 1 (IGF-1) receptor correlates with male longevity in the Italian population: a genetic study and evaluation of circulating IGF-1 from the "Treviso Longeva (TRELONG)" study. BMC Geriatr 2009; 21(9):19.
6) Harman SM, Metter EJ, Tobin JD, et al. Longitudinal effects of aging on serum total and free testosterone levels in healthy men. Baltimore Longitudinal Study of Aging. J Clin Endocrinol Metab 2001; 86: 724-9.
7) Bischoff HA, Stähelin HB, Dick W, et al. Effects of vitamin D and calcium supplementation on falls: a randomized controlled trial. J Bone Miner Res 2003; 18(2): 343-51.
8) Stockton KA, Mengersen K, Paratz JD, et al. Effect of vitamin D supplementation on muscle strength: a systematic review and meta-analysis. Osteoporos Int 2011; 22(3): 859-71.
9) Gillespie LD, Robertson MC, Gillespie WJ, et al. Interventions for preventing falls in older people living in the community. Cochrane Database Syst Rev 2012; 12(9): CD007146.
10) Kim HK, Suzuki T, Saito K, et al. Effects of exercise and amino acid supplementation on body composition and physical function in community-dwelling elderly Japanese sarcopenic women: a randomized controlled trial. J Am Geriatr Soc 2012; 60(1): 16-23.
11) Kim H, Suzuki T, Saito K, et al. Effects of exercise and tea catechins on muscle mass, strength and walking ability in community-dwelling elderly Japanese sarcopenic women: a randomized controlled trial. Geriatr Gerontol Int 2013; 13(2): 458-65.
12) Yamada M, Arai H, Uemura K, et al. Effect of resistance training on physical performance and fear of falling in elderly with different levels of physical well-being. Age Ageing 2011; 40(5): 637-41.
13) Peterson MD, Rhea MR, Sen A, et al. Resistance exercise for muscular strength in older adults: a meta-analysis. Ageing Res Rev 2010; 9(3): 226-37.
14) Yamada M, Arai H, Yoshimura K, et al. Nutritional Supplementation during Resistance Training Improved Skeletal Muscle Mass in Community-Dwelling Frail Older Adults. J Frailty Aging 2012; 1(2): 64-70.

\*    \*    \*

# Part 2

# ふくらはぎ周囲長（CC）とその有用性

## Part 2-1
# CCメジャーの開発と使い方のポイント

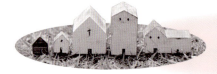

下村義弘 Shimomura, Yoshihiro

## たかがメジャー，されどメジャー

下腿周囲長（calf circumference；CC）は専用のメジャーテープで計測が行われる．このメジャーテープは人間工学的な設計がなされており，ほかのメジャーで代用することはできない．一般的なメジャーはあまりにも身近な道具のために，ユーザにおける計測装置としての意識が低く，ないがしろにされている感すらある．しかしMNA®では非常にシビアに考える必要がある．MNA®-SFの項目F1ではBMIが19，21，23を閾値として0～3点の4段階にスコアリングされる．F1の計測が不可能な場合は，F2において31 cmを閾値とするCCによって0または3点の2段階に振り分けられる．単純に考えれば計測結果に許されるゆらぎは，CCはBMIの半分しかない．つまりCCには2倍の精度が要求される．BMIの計算のもととなる数値は身長と体重であり，たとえば身長157 cm，体重42.5 kgというように，どちらも少なくとも3桁程度の計測値の信頼性がある．CCの計測精度はこれを上回っていなければならない．人間が人間をマニュアルで計測するという誤差要因がふんだんにあるなかで，CCメジャーはmm単位の計測精度※を実現するために開発された．

---
※ 精度とは値の細かさのことであるため，本来は値そのものの正しさを示す"確度"を用いるべきだが，ここでは一般的な"精度"という語を用いた．

## タスク分析による開発

計測精度を高めるには，道具のみの精度を高めても意味がない．むしろ，その裏に潜むさまざまな誤差をどう抑制するかがキーとなる．強い構造物をつくるためには強い部分をより強くするのではなく，弱い部分をなくすことと似ている．計測プロセス全体における誤差の要因は，計測者の技能，計測対象の状況，計測装置そのものの精度，の3つに大別される[1]．これらのうちでもっとも精度を悪化させているのは，計測者の技能による誤差である．たとえば身体表面の標識点の位置決めでは，計測者が同一人物であったとしても3～4 mm以上の繰り返し誤差があり，計測者が異なれば誤差はその2倍以上にも及ぶ．本開発過程は，CC計測における技能に潜む問題点を以下のタスク分析により明らかにし，解決を試みることを主眼として行われた．さらに医療機器のユーザビリティ[2]の考えから，製品は複雑なインストラクションなしにユーザの既存の経験と可能な限り少ない学習によって負担がかからずに使えることが好ましい．このユーザビリティの考えを最優先してタスク分析の結果の統合と具体化を行い，CCメジャーのデザイン（**図1**）が完成した．

### ■下腿周囲長計測のタスク分析
STEP1：下腿の長軸に直角になるようにテープを当てる

従来の問題点：脛骨長軸とテープからなる角度

# CCメジャーの開発と使い方のポイント

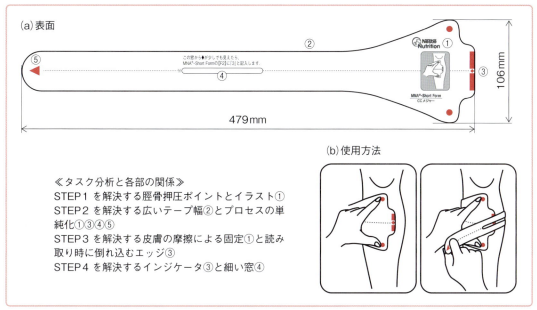

図1　CCメジャー　　　　　　　　　　　　　　　　　　　　　　　　（文献3より改変）

が90度であることを目視確認していた．つまり眺める角度や90度であることを判断できるかどうかという技能が誤差につながった．

解決方法：テープ内の視標を脛骨長軸に直接合わせさせ，ユーザに90度の判断をさせない．また当て方の迷いをなくすためにシンボル的な図形を用い，インストラクションのイラストがつねにみえるようにする．

### STEP2：テープを下腿に1周させる

従来の問題点：細いテープが最大径の円周を通るように，かつテープが重力に負けてたわまないように注意しながらテープを下腿に沿わせていた．また，最終的に目盛が読み取れるようにクロスした左右の手を持ち替えていた．つまりユーザには複数の注意や行為が同時に要求されていたため，精度の悪化や時間がかかることにつながった．

解決方法：最大囲の位置およびたわみ防止への注意配分を抑えるために，テープ幅を広くする．テープの素材を曲げ特性と引張応力の高いものとすることで，たわみにくくする．プロセスを単純化して持つ手を入れ替えさせない．

### STEP3：引っ張りの力を調整する

従来の問題点：計測者がテープ両端をつまみ，経験にもとづいて両手で引く力を調整していた．また，目盛を読み終わるまで力を一定に保っていた．つまり引く力は任意であるうえに複数の注意や行為が同時に要求されていたため，誤差につながった．

解決方法：力を入れすぎないように，ユーザにテープ両端を持たせない．また力を抜きすぎないように，テープに一定の変形が起こらなければ目盛を読み取れないようにする．

### STEP4：値を読み取り，31cmの閾値判定をする

従来の問題点：目盛端部の精密な位置決めと読み取りを行ったうえで，31cmとの数値の比較を行っていたため，精度を高めるための迷い行為を許し，主観の混入による測定結果への誤差や時間がかかることにつながった．

解決方法：31cmのインジケータを用いて，閾値判定結果そのものをユーザに読み取らせる．ただし読み取りにあたっては注意集中を要求する．また判定時の迷いをなくすためにシンボル的

な図形を用いる．

## 使い方のポイント

図2にタスク分析の4つのSTEPに応じて，使い方の適切な例と不適切な例をあげた．評価実験の結果[3]ではCCメジャーは従来のメジャーより有意に高い99%の正測定率を示し，30〜40%の個人内・個人間測定誤差の減少，そして測定に要する時間も40%の減少がみられた．このような人間工学的な効果は，図2の適切な使い方にもとづいた使用で得られる．ただしCCメジャーは確かに人間の技能を効果的に支援するよ

STEP1　下腿の長軸に直角になるようにテープを当てる．

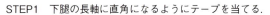

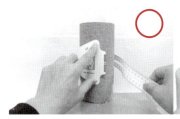
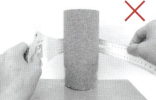
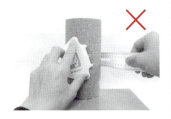

STEP2　テープを下腿に1周させる．

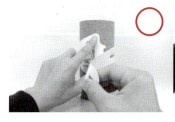
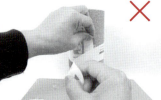
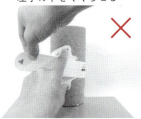

STEP3　引っ張りの力を調整する．

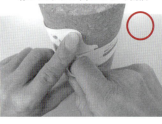
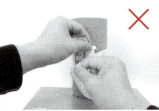
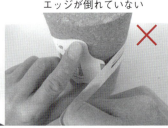

STEP4　値を読みとり，31 cmの閾値判定をする．

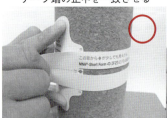
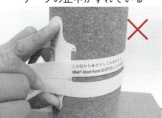

図2　使い方のポイント
○は適切，×は不適切な使い方を示す．

うに設計されているが，計測者はそれに頼りきるのではなく，計測者自身の信頼性も逆に測られているという自覚が重要である．

**参考文献**
1) 社団法人人間生活工学研究センター．日本人の人体寸法データブック 2004-2006：日本出版サービス；2008．
2) Kramme R, Hoffmann KP, Pozos RS. Springer handbook of medical technology: Springer; 2011.
3) 下村義弘，勝浦哲夫．栄養状態評価のための下腿周囲長メジャーの人間工学的デザイン．人間工学 2012；48(1)：1-6．

＊　　　＊　　　＊

# Part 2-2 ふくらはぎ周囲長からのBMIの推定とMNA®-SFへの応用

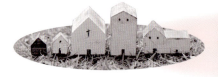

酒元誠治 *Sakemoto, Seiji*

## 目 的

　超高齢社会に突入したわが国において，「科学的根拠に基づく介護予防」を確実に実施していくことは重要な課題である．国においても「二十一世紀における第二次国民健康づくり運動（健康日本21（第二次））」において，健康寿命の延伸を目標に掲げている．健康寿命の延伸にとって重要な鍵となる介護予防の実施には，対象者の現状を把握（栄養評価）したうえで栄養診断を行い，介入計画を作成することが必要となる．

　栄養評価のために重要な，エネルギー摂取量と消費量のバランスに関しては，日本人の食事摂取基準2015年版において，「バランスの維持を示す指標としてBMIを採用する」とある．また，高齢者を含めてエネルギーの必要量はBMI（単位：kg/m$^2$，以降は単位を省略）もしくは体重の増減で評価されることになっており，必要なエネルギーが摂取されているか否かの確認は，中長期の栄養評価の基本となる．これらをふまえた栄養評価ツールとしてさまざまなものが開発されているが，そのなかでも5分程度で終了する手軽な評価ツールとして，Mini Nutrition Assessment Short Form（MNA®-SF）が開発されている．

　MNA®-SFにおける評価項目はAからFまでの6項目があるが，F項目に4段階に区分されたBMI（以下，実測BMI）がある．また，実測BMIが測定できない場合の代理指標として，2段階に区分されたふくらはぎ周囲長（以下，CC）を用いる．

　高齢者の栄養評価に実測BMIを用いる際の問題点として，体重は測定可能であるが，身長は脊椎の圧迫骨折や老人性円背等により，正確な測定が困難なことがあげられる．この対処法として，身長の推計には重回帰式を用いて膝高から推定する方法や，デミスパン法等が提示されているが，課題も多く一般には普及していない．

　CCが骨の変形等の影響を受け難いことや，CCメジャーを用いる場合に限っては，CCの測定は妥当性および再現性が高いことに着目し，CCメジャーで計測されたCCを使って，身長を介さず直接BMIを推定する（以下，推定されたBMIを"e-BMI"という）方法が開発されたので，この方法の開発プロセスと県民健康・栄養調査時等で得られた一般人のMNA®-SFを年齢区分別，項目別に述べていきたい．

　また，MNA®-SFにおいては，CCが実測BMIの代理指標になっているという点に着目し，MNA®-SFのF項目においてe-BMIを用いず，e-BMIの4段階のカットポイント値に対応した，4段階のCCを用いることを提案したい．このことにより，高齢者の保健・医療・福祉の現場においてe-BMIを意識せず簡単に測定が可能なCCからMNA®-SFの評価が可能となる．

　また，実測BMIを組み込んでいる主要なアセスメントツールとしては，客観的栄養データ評

価：Objective Data Assessment（ODA），Mini Nutrition Assessment®（MNA®），Mini Nutrition Assessment®-Short Form（MNA®-SF），Nutritional Risk Screening 2002（NRS 2002），Malnutrition Universal Screening Tool（MUST），栄養ケア・マネジメントツール：Nutrition Care and Management（NCM）などがあるが，ここでも信頼性に問題のある実測BMIに替えて，e-BMIを用いることが可能と考える．

さらに，これまで日本人における日常動作に問題ない在宅高齢者のMNA®-SF得点がどのように分布しているのかについての報告がみられないことから，MNA®-SFのベースライン調査を実施した．このことにより，介護に至る予備軍となりうるat risk者の割合がわかるばかりでなく，災害時に避難所生活を余儀なくされた場合の栄養アセスメントを実施した場合のベースラインデータとしても利用可能となる．

## 方法・結果・結果の検討

宮崎県の協力を得て，平成23年度「県民健康・栄養調査」の身体計測調査時に千葉大学大学院工学研究科 人間生活工学研究室の下村義弘氏が開発したCCメジャー[1]を用いて，基本的に右足のCCを測定し，国民健康・栄養調査方式で測定された身長および体重から実測BMIを算出した．得られたこれらのデータを用いて，CCからe-BMIを求める回帰式の算出のために以下の検討を行った．

### ■回帰式を求めるにあたって，身長を正確に測ることができる年齢の検討

「日本人の身長の伸びの推移に関する研究[2]」では，日本人の最大身長は20歳代にみられること，身長の伸びが止まったと思われる年が1995年とされている．また，「日本人の高齢者の身長の短縮に関する研究〜10年スライド法による検討[3]」では，日本人の身長短縮がはじまる年代を50歳代以降としている．

これらの結果を受けて，「ふくらはぎ周囲長からのBMIの推計式について[4]」では，外れ値の処理を行い，18〜49歳，かつCC 46 cm未満，かつ実測BMI 36未満の141名についての検討を行った．141名の性別の基本統計量は，男性は57名で，年齢37.8 ± 7.7歳，身長170.3 ± 4.9 cm，体重68.0 ± 8.6 kg，実測BMI 23.5 ± 2.7 kg/m$^2$，CC 37.5 ± 3.1 cmであった．女性は84名で，年齢38.8 ± 7.8歳，身長158.3 ± 5.4 cm，体重56.8 ± 10.3 kg，実測BMI 22.7 ± 3.9 kg/m$^2$，CC 35.8 ± 3.4 cmであった．両群間には年齢と実測BMIには有意差は認められなかったが，身長，体重，CCにおいては0.1％未満の危険率で有意差が認められた．CC vs身長，CC vs体重，CC vs実測BMIの回帰式および相関係数はつぎのとおりであった．

**CC vs 身長：** 身長 = 0.65753 × CC + 139.11　r=0.27909　p=0.00084

**CC vs 体重：** 体重 = 2.6810 × CC − 36.56　r=0.80661　p=0.000000

**CC vs 実測BMI：** 実測BMI = 0.84072 × CC − 7.725　r=0.81263　p=0.000000

### ■性別に回帰式を分けることの検討

CCからe-BMIを求める回帰式については，男女別の回帰式（以下，それぞれ男性用e-BMI回帰式，女性用e-BMI回帰式）と，性を区別しない回帰式（以下，男女共通e-BMI回帰式）を作成し，比較検討した．実測した身長と体重から計算したBMI（実測BMI）の値に性差は認められる場合もあるが，BMIの計算式自体は性別ごとにはつくられていないため，男女共通e-BMI回帰式も作成した．以下，あわせて比較を行う際には，「3つのe-BMI」と表記した．

e-BMIを求めるための回帰式は，以下のとおりであった．

男女共通 e-BMI の回帰式：e-BMI ＝ 0.84072 × CC − 7.725（**図 1**）

男性用　e-BMI の回帰式：e-BMI ＝ 0.69225 × CC − 2.538（**図 2**）

女性用　e-BMI の回帰式：e-BMI ＝ 0.96508 × CC − 11.92（**図 3**）

■ 他集団での検証

求めた e-BMI の信頼性については，他集団において検証されなければならないことから，宮崎県「県民健康・栄養調査[5]」が実施されたのと同時期に同様の方法で実施された宮崎県延岡市の「延岡市民健康・栄養調査[6]」で CC の調査をあわせて実施した．延岡市の調査結果のうち 50 歳未満の CC を，CC から e-BMI を求める回帰式に代入して e-BMI を求め，実測 BMI と比較することで検証を行った．具体的には，性別に，実測 BMI と 3 つの e-BMI について関連のある 2 群の平均値の差の検定を実施し，有意差が認められない場合には e-BMI の算出式が正しいと考えた．

延岡市の 50 歳未満のデータから，性差は実測 BMI（男性 23.6 ± 3.2，女性 22.3 ± 2.8，p=0.032）で有意差が認められたことから，3 つの e-BMI を求める回帰式を用いて，実測 BMI と性別に比較した結果，男性（実測 BMI 23.6 ± 3.2，男女共通 e-BMI 23.2 ± 2.7，p=0.271），女性（実測 BMI 22.3 ± 2.8，男女共通 e-BMI 21.8 ± 2.3，p=0.055），男性（実測 BMI 23.6 ± 3.2，男性用 e-BMI 22.9 ± 2.2，p=0.059），女性（実測 BMI 22.3 ± 2.8，女性用 e-BMI 22.0 ± 2.7，p=0.250）と有意差は認められなかった．

■ 65 歳以上での実測 BMI と e-BMI の検証

65 歳以上の高齢者の BMI の評価の差を検証するために，宮崎県「県民健康・栄養調査」と「延岡市民健康・栄養調査」の 65 歳以上の対象者を抽出し，実測 BMI と 3 つの e-BMI の間で関連のある 2 群の平均値の差の検定を実施し，有意差の有無から実測 BMI の過大または過小評

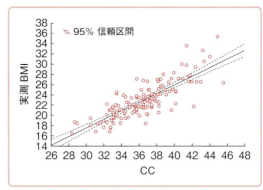

図 1　散布図：CC vs 実測 BMI（男女共通 e-BMI）
男女共通 e-BMI＝0.84072×CC−7.725
相関係数：r＝0.81263

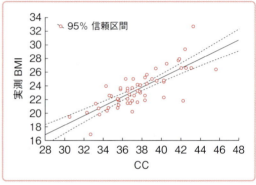

図 2　散布図：CC vs 実測 BMI（男性用 e-BMI）
男性用 e-BMI＝0.69225×CC−2.538
相関係数：r＝0.78589

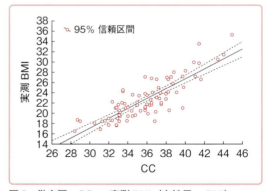

図 3　散布図：CC vs 実測 BMI（女性用 e-BMI）
女性用 e-BMI＝0.96508×CC−11.92
相関係数：r＝0.83736

価の検証を行った．

結果は，すべてにおいて，実測 BMI に比べて e-BMI のほうが有意に低く，その差は 2.4 〜

3.2であった.

再掲の内訳では，65歳以上74歳以下では，すべてにおいて実測BMIに比べてe-BMIのほうが有意に低く，その差は2.2〜2.5であったのに対し，75歳以上でも，64〜74歳以下と同様に，すべてにおいて実測BMIに比べてe-BMIのほうが有意に低かったが，その差は2.4〜4.0と大きく開いた.

男女共通e-BMIを使うか，性別に男性用e-BMIと女性用e-BMIを使うかについては，BMI自体が男女共通であるという点やBMIに男女差が認められるという点，男女共通のe-BMIの回帰式と性別にe-BMIを求める回帰式から求めたBMIの値には有意差が認められる点，ただ，その平均値の差は男性で0.3，女性で−0.2とわずかである点を考えると，どちらを用いることが正しいかの断定はできない．そのため，どちらの回帰式を使うかはユーザーの選択に委ねる．ただ，以下は議論が煩雑になることを避けるため，男女共通e-BMIを使うこととする.

■ CCのカットポイント値の検討

カットポイント値に関しては，「MNA®-SFを用いた非災害時（平時）における栄養アセスメント結果[7]」において検討がなされており，F1得点における男女共通e-BMI 19に対するCCは31.8 cm，男女共通e-BMI 21に対するCCは34.2 cm，男女共通e-BMI 23に対するCCは36.5 cmである．男女共通e-BMIによって高齢者のBMIをより正確に推計できるという事実に即して，実測BMIではなく，男女共通e-BMIを使った日本版MNA®-SFとでもいうべきものを推奨したい．日本版MNA®-SFでは，実測BMIも男女共通e-BMIも使わず，男女共通e-BMIと等価となるCCを測定して評価を行うこととした.

日本版MNA®-SFのF1得点に用いるCCのカットポイント値は，

CC 31.7 cm以下（または31.8 cm未満）で0点.

31.8〜34.1 cm（または31.8〜34.2 cm未満）で1点.

34.2〜36.4 cm（または34.2〜36.5 cm未満）で2点.

36.5 cm以上で3点となる.

現時点では，端数処理を行うことによって評価が異なるため，当分の間は今回示したCCカットポイント値の使用を推奨する.

■ 従来型MNA®-SF得点と男女共通e-BMIを用いた場合とのMNA®-SF得点の差異

今回用いた，「県民健康・栄養調査」と「延岡市民健康・栄養調査」のデータは，身体計測会場にくることができる18歳以上の対象者に対して，CCの測定にあわせてMNA®-SFの聞き取り調査を実施した結果を表1に示した.

なお，以下で用いるMNA®-SF評価とは，MNA®-SFのA〜F項目の評価得点の合計点数から行われる低栄養（0〜7点），at risk（8〜11点），良好（12〜14点）の総合評価を指す.

1）18〜49歳の平時（非災害時）のベースラインデータ

男女共通e-BMIはこの年齢区分から算出されたものであるため，実測BMIからのMNA®-SF評価と男女共通e-BMIからのMNA®-SF評価は，ほぼ同じであった．ただ，この年代においても，低栄養が0.8％，at riskが17.6〜18.9％抽出される．MNA®-SFは65歳以上を対象として作成されたものであるが，被災時に避難所生活が長期に及んだ東日本大震災のような場合には，この評価が悪化する方向にシフトすることも想定されるので，平時（非災害時）のベースラインデータとして提示する.

2）50〜64歳の平時（非災害時）のベースラインデータ

この年齢区分もMNA®-SFの適用年齢ではないが，身長の短縮がはじまっていることから，男女共通e-BMIを用いたF1評価は低い点数にシ

フトしている．その結果，実測 BMI からの MNA®-SF 評価に比べて男女共通 e-BMI からの MNA®-SF 評価は，やや低くなっている．ただ，男女共通 e-BMI からの MNA®-SF 評価で比べると 18～49 歳とほぼ同じであることから，65 歳以上の高齢者とは異なった集団と考えられる．

### 3）65 歳以上（再掲として，65～74 歳，75 歳以上）ベースラインデータ

これまで在宅高齢者に関する MNA®-SF のベースラインデータは示されてこなかった点から，**表 1** はこれからの介護予防を考えるうえで重要である．

65 歳以上の高齢者では，実測 BMI による MNA®-SF 評価では低栄養が 3 名（0.9％），at

表 1 年齢区分別 MNA®-SF の問診結果

| MNA®-SF 評価項目 | MNA®-SF 得点 | 18～49 歳 | 比率(%) | 50～64 歳 | 比率(%) | 65 歳以上 | 比率(%) | 65 歳以上（再掲） | | | |
|---|---|---|---|---|---|---|---|---|---|---|---|
| | | | | | | | | 65～74 歳 | 比率(%) | 75 歳以上 | 比率(%) |
| A | 0 | 1 | 0.4 | 1 | 0.4 | 2 | 0.6 | 1 | 0.6 | 1 | 0.6 |
| | 1 | 10 | 4.2 | 5 | 1.8 | 15 | 4.3 | 9 | 4.9 | 6 | 3.6 |
| | 2 | 227 | 95.4 | 265 | 97.8 | 332 | 95.1 | 173 | 96.5 | 159 | 95.8 |
| B | 0 | 5 | 2.1 | 10 | 3.7 | 8 | 2.3 | 5 | 2.7 | 3 | 1.8 |
| | 1 | 1 | 0.4 | 0 | 0.0 | 0 | 0.0 | 0 | 0.0 | 0 | 0.0 |
| | 2 | 16 | 6.7 | 20 | 7.4 | 24 | 6.9 | 11 | 6.0 | 13 | 7.8 |
| | 3 | 216 | 90.8 | 241 | 88.9 | 317 | 90.8 | 167 | 91.3 | 150 | 90.4 |
| C | 0 | 0 | 0.0 | 0 | 0.0 | 0 | 0.0 | 0 | 0.0 | 0 | 0.0 |
| | 1 | 0 | 0.0 | 0 | 0.0 | 2 | 0.6 | 0 | 0.0 | 2 | 1.2 |
| | 2 | 238 | 100.0 | 271 | 100.0 | 347 | 99.4 | 183 | 100.0 | 164 | 98.8 |
| D | 0 | 30 | 12.6 | 27 | 10.0 | 30 | 8.6 | 15 | 8.2 | 15 | 9.0 |
| | 2 | 208 | 87.4 | 244 | 90.0 | 319 | 91.4 | 168 | 91.8 | 151 | 91.0 |
| E | 0 | 2 | 0.8 | 3 | 1.1 | 1 | 0.3 | 1 | 0.5 | 1 | 0.6 |
| | 1 | 0 | 0.0 | 1 | 0.4 | 3 | 0.9 | 0 | 0.0 | 2 | 1.2 |
| | 2 | 236 | 99.2 | 267 | 98.5 | 345 | 98.8 | 182 | 99.5 | 163 | 98.2 |
| F-1（実測 BMI 得点） | 0 | 25 | 10.5 | 20 | 7.4 | 25 | 7.2 | 12 | 6.6 | 13 | 7.8 |
| | 1 | 39 | 16.4 | 36 | 13.3 | 44 | 12.6 | 19 | 10.4 | 25 | 15.1 |
| | 2 | 62 | 26.1 | 65 | 24.0 | 95 | 27.2 | 49 | 26.8 | 46 | 27.7 |
| | 3 | 112 | 47.0 | 150 | 55.3 | 185 | 53.0 | 103 | 56.2 | 82 | 49.4 |
| F-1（男女共通 e-BMI 得点） | 0 | 16 | 6.7 | 27 | 10.0 | 102 | 29.2 | 34 | 18.6 | 68 | 41.0 |
| | 1 | 43 | 18.1 | 65 | 24.0 | 101 | 29.0 | 54 | 29.5 | 47 | 28.3 |
| | 2 | 61 | 25.6 | 76 | 28.0 | 82 | 23.5 | 50 | 27.3 | 32 | 19.3 |
| | 3 | 118 | 49.6 | 103 | 38.0 | 64 | 18.3 | 45 | 24.6 | 19 | 11.4 |
| 実測 BMI からの評価 | 低栄養 | 2 | 0.8 | 1 | 0.4 | 3 | 0.9 | 1 | 0.6 | 2 | 1.2 |
| | at risk | 45 | 18.9 | 39 | 14.4 | 49 | 14.0 | 24 | 13.1 | 25 | 15.1 |
| | 良好 | 191 | 80.3 | 231 | 85.2 | 297 | 85.1 | 158 | 86.3 | 139 | 83.7 |
| 男女共通 e-BMI 得点から評価 | 低栄養 | 2 | 0.8 | 2 | 0.7 | 5 | 1.5 | 4 | 2.2 | 1 | 0.6 |
| | at risk | 42 | 17.6 | 50 | 18.5 | 124 | 35.5 | 44 | 24.0 | 80 | 48.2 |
| | 良好 | 194 | 81.6 | 219 | 80.8 | 220 | 63.0 | 135 | 73.8 | 85 | 51.2 |

注：人数は 18～49 歳は 238 名，50～64 歳は 271 名，65 歳以上は 349 名（65～74 歳は 183 名，75 歳以上は 166 名）．

risk が49名（14.0%）検出されているのに対して，男女共通 e-BMI による MNA®-SF 評価では低栄養が5名（1.4%），at risk が124名（35.5%）検出されており，その開きは，65～74歳より75歳以上でさらに大きくなる．そこで，実測 BMI からの MNA®-SF 評価と男女共通 e-BMI からの MNA®-SF 評価を，ピアソンの $\chi^2$ 検定を用いて検定を行った結果，65歳以上では，$\chi^2 = 194$，自由度4，n=349，p = 0.00000．65～74歳（再掲）では，$\chi^2 = 127$，自由度4，n=183，p = 0.00000．75歳以上（再掲）では，$\chi^2 = 115$，自由度4，n=166，p = 0.00000といずれも有意差が認められた．以上から，加齢にともなう身長の短縮と実測 BMI を用いることによる BMI の過大評価と，それにともなう MNA®-SF 評価が過小になる点が確認できた．

表2に示した「MNA®-SF における問診項目別，3つの年齢区分間の $\chi^2$ 検定結果」において有意差が認められたのは，男女共通 e-BMI から求めた F1 項目のみである．

A～E 項目は，対象者の多くが自分で歩いて身体計測会場にくることができる状態から，MNA®-SF の評価項目に差がみられず，これが健常者と思われる集団のベースライン値と考えた．ただ，BMI を用いた F 評価は，唯一の厳密な意味での客観的評価指標であり，MNA®-SF 評価に及ぼす影響も大きく重要な評価指標であることが示された．

## まとめ

外れ値を除いたことで，CC から BMI を推計する際に，CC 46 cm 未満，BMI 30.0 未満の者を対象とするという制限を設けた．しかし，MNA®-SF の目的は低栄養のリスクをもつ者を抽出するためのものであり，今回の肥満者側での除外は問題とはならないと考えた．CC と BMI で相関係数が高くなる原因として考えられることとして，紙面の制約で今回は示さなかったが，CC は体重や腹囲とも高い相関を示していることから，CC は筋肉量と脂肪量の両方を反映していると考えられる．ただ，散布図からもわかるように，回帰式から逸脱した値もみられるため，個人への適用にあたっては，対象者をしっかりと観察して栄養診断を行うといった基本を守る必要がある．

今後，CC の測定データの蓄積が進めば，より信頼性の高い回帰式が策定されることも考えられるが，現時点では**男女共通 e-BMI = 0.84072 × CC − 7.725** という回帰式を用いて，より信頼性の高い栄養評価が実施されることを期待するとともに，日本人を対象として MNA®-SF による一次栄養評価を実施する場合には，**CC のカットポイント値として，CC 31.7 cm 以下で0点，31.8～34.1 cm で1点，34.2～36.4 cm で2点，36.5 cm 以上で3点**を使うことで，10分以内で一次の栄養評価が完了すると思われる．

表2　MNA®-SF の問診項目別，3つの年齢区分間の $\chi^2$ 検定結果

| MNA®-SF の項目 | ピアソンの $\chi^2$ 値 | 自由度 | p 値 |
|---|---|---|---|
| A | 3.37184 | 4 | 0.497634 |
| B | 4.29161 | 6 | 0.637280 |
| C | 2.92372 | 2 | 0.231810 |
| D | 2.50961 | 2 | 0.285136 |
| E | 3.89042 | 4 | 0.421045 |
| 実測 BMI の F1 | 6.17200 | 6 | 0.404209 |
| 男女共通 e-BMI の F1 | 106.124 | 6 | 0.000000 |

注：n=858

また，表1に示したMNA®-SFの項目別得点の65歳以上で，男女共通e-BMIによる評価では低栄養とat riskをあわせて65〜74歳では48名（26.2%），75歳以上では81名（48.8%）検出されており，これらの人たちを優先して介護予防に取り組むことが重要と考えた．

　さらに，MNA®-SFが65歳未満で使えないという根拠もないことから，65歳未満についても，平時におけるMNA®-SFの項目別得点をベースライン値として，災害時に避難所生活が長引いた際の栄養状態の悪化を早期に検出するツールとして活用し，evidenceが蓄積されていくことを期待する．

【謝　辞】本調査に全面的な協力をいただいた，宮崎県福祉保健部健康増進課，延岡市健康福祉部健康増進課の関係者の皆様方に，心から感謝を申し上げる．

### 参考文献

1) 下村義弘，勝浦哲夫．栄養状態評価のための下腿周囲長メジャーの人間工学的デザイン．人間工学 2012；48(1)：1-6.
2) 水　珠子，ほか．日本人の身長の伸びの推移に関する研究．島根県立大学短期大学部松江キャンパス紀要 2015；53.
3) 川谷真由美，ほか．日本人の高齢者の身長の短縮に関する研究〜10年スライド法による検討．島根県立大学短期大学部松江キャンパス紀要 2015；53（印刷中）.
4) 棚町祥子，ほか．ふくらはぎ周囲長からのBMIの推計式について．島根県立大学短期大学部松江キャンパス紀要 2015；53（印刷中）.
5) 宮崎県保健福祉部．宮崎県民の健康と食生活の現状（平成23年度県民健康・栄養調査の結果）．2013.
6) 延岡市．平成23年度延岡市民健康・栄養調査結果報告書．2013.
7) 酒元誠治，ほか．MNA®-SFを用いた非災害時（平時）における栄養アセスメント結果．島根県立大学短期大学部松江キャンパス紀要 2015；53（印刷中）.

＊　　　＊　　　＊

# Part 3

## 資料：MNA®関連学会等発表より／MNA®-SF記載マニュアル

Part 3 Mini Nutritional Assessment

# Mini Nutritional Assessment (MNA®)の在宅高齢者に対する有用性の検討および栄養状態関連因子の解析

大東文化大学 スポーツ・健康科学部　蕪木智子　Kaburagi, Tomoko

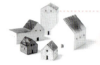

第14回日本病態栄養学会学術集会（蕪木智子，ほか）（2011）にて発表
Kaburagi T, Hirasawa R, et al. Nutritional status is strongly correlated with grip strength and depression in community-living elderly Japanese. Public Health Nutr 2011; 14(11): 1893-9 掲載

## 要 旨

　本研究では，日本人在宅高齢者におけるMNA®の有用性について検討を行った．MNA®は従来，栄養評価に用いられる生化学検査値（Alb，ChE，Hb）や身体計測値と正の相関を示し，在宅高齢者の栄養評価指標として有用であることが示された．対象者のうちMNA®スコア23.5点をカットオフ値として栄養不良リスクありと判定された者は20.8％であり，握力，うつ状態評価（Geriatric Depression Scale ; GDS），疾患数，配偶者の有無，歩行能力により影響を受けることが示された．以上の結果から，在宅高齢者において潜在する栄養不良リスク者の抽出にMNA®が有用であり，栄養状態改善には精神面や身体機能など総合的な対処が必要であることが示唆された．さらに，MNA®はQOL評価とも強い相関を示しことから，MNA®を用いた栄養不良リスク者への早期介入は，QOLの維持・向上にも貢献できる可能性が示された．

## 緒 言

　MNA®は高齢者の栄養障害に対し早期スクリーニングを目的に開発され，判別精度の高さから，欧米で広く利用される栄養評価法となっている．近年はわが国でも施設入居者や入院高齢者を中心にMNA®による栄養評価が検討されているが[1,2]，在宅高齢者に対しては検討が乏しい．しかし，MNA®は血液検査や専門家の評価が不要な利点から，在宅高齢者の栄養評価にこそ有用性を発揮すると考えられる．本研究では，日本人在宅高齢者に対するMNA®の有用性を検討するとともに，高齢者において栄養状態との関与が示唆される身体機能，精神状態，生活機能についても調査し，MNA®との関連性について解析を行った．

## 対象と方法

### 対象者および調査期間

　東京都高齢者福祉施設を日中利用している65歳以上の在宅高齢者130名（平均年齢76.6±6.3歳，男性28名・女性102名）を対象とし，2007年8月〜2008年8月に調査を実施した．調査当日は3時間以前を絶食とし採血を行った．なお，本調査は日本女子大学倫理委員会の審査を経て行われ，対象者には文書で同意・承諾を得てから調査を実施した．

### 身体計測および身体機能測定

　身長，体重（インナースキャンBC-610，タニタ（株））は調査当日に測定し，BMI（体重kg／身長m²）を算出した．下腿周囲長（CC），上腕周囲長（AC），上腕三頭筋皮下脂肪厚（TSF），肩甲骨下部皮下脂肪厚（SSF）はインサーテープおよび簡易キャリパー（アボットジャパン）を用

いて測定した．体力測定として行った，握力，開眼片足立ち時間，5m歩行時間の測定は「介護予防のための生活機能評価に関するマニュアル」の手順に準じた．

## アンケート項目

### ■MNA® による栄養状態評価

MNA® は，マニュアルに従い1対1の聞き取り調査を行った．本研究では対象者全員にMNA® 全項目の調査を行い，MNA® スコア23.5点をカットオフ値とし，23.5点以下を栄養不良リスクあり群（risk of malnutrition；RM群），24点以上を栄養状態良好群（well-nourished；WN）の2群に分けて解析を行った．

### ■基礎項目データ

性別・年齢・世帯構成（世帯人数，配偶者の有無）・基礎疾患・内服薬・入れ歯の有無については，自記式アンケートにより調査を行った．

### ■うつ状態評価および生活機能状態評価

うつ状態評価には Geriatric Depression Scale (GDS)[3,4]，生活機能状態については，老研式活動能力指標（Tokyo Metropolitan Institute of Gerontology Index of Competence；TMIG-IC）を用いた[5,6]．

## QOL 評価

2008年度調査者122名に対し，QOLを総合的に表す指標として，臨床分野で総合的主観評価として有効性が示される Lorish-Maisiak の5段階 face scale[7] による日常生活満足度調査を実施した．過去3カ月の自分の表情に近いものを選択してもらい，もっとも良好な表情を5ポ

**表1　対象者の特性**

|  | 全対象者<br>n=130 | RM群<br>（MNA® ≤ 23.5）<br>n=27 | WN群<br>（MNA® > 23.5）<br>n=103 | p値 |
|---|---|---|---|---|
| 年齢<br>mean（SD, range） | 76.6<br>(6.3, 65〜94) | 78.6<br>(5.8, 65〜91) | 76.1<br>(6.4, 65〜96) | 0.043[a] |
| 65〜74（前期高齢者），n（%） | 51 (39.4) | 4 (14.8) | 47 (45.6) | 0.004[b] |
| ≥75（後期高齢者），n（%） | 79 (60.6) | 23 (85.2) | 66 (54.4) |  |
| 性別 |  |  |  | 0.116[b] |
| 男性，n（%） | 26 (20.0) | 7 (25.9) | 19 (18.4) |  |
| 女性，n（%） | 104 (80.0) | 20 (74.1) | 84 (81.6) |  |
| BMI（kg/m²），<br>mean（SD, range） | 22.8<br>(3.6, 16.5〜35.7) | 19.4<br>(2.3, 16.5〜25.3) | 23.8<br>(3.3, 17.5〜35.7) | < 0.001[a] |
| 住居形態，n（%） |  |  |  | 0.074[b] |
| 独居 | 36 (27.7) | 7 (25.9) | 29 (28.2) |  |
| 配偶者との同居 | 58 (44.6) | 8 (29.6) | 50 (48.5) |  |
| 配偶者以外との同居 | 36 (27.7) | 12 (44.4) | 24 (23.3) |  |
| 入れ歯使用の有無，n（%） |  |  |  | 0.437[b] |
| なし | 29 (22.3) | 4 (14.8) | 25 (24.3) |  |
| あり | 101 (77.7) | 23 (85.2) | 78 (75.7) |  |
| 慢性疾患数，n（%） |  |  |  | 0.017[b] |
| 1 or 2 | 72 (55.4) | 13 (48.1) | 80 (77.7) |  |
| ≥3 | 37 (28.5) | 14 (51.9) | 23 (22.3) |  |
| MNA® スコア<br>mean（SD, range） | 25.8<br>(3.3, 13.0〜30.0) | 20.5<br>(2.9, 13.0〜23.5) | 27.1<br>(1.5, 24.0〜30.0) | <0.001[a] |

[a] Mann-Whitney の U 検定
[b] $\chi^2$ 検定

イント（very good）に設定し，ついで4（good），3（normal），2（bad），1（very bad）ポイントの5段階評価とした．

# 結 果

## MNA® スコアによる評価結果

本研究の対象者は男性20%（26名），女性80%（104名），平均年齢は76.6 ± 6.3歳，年齢層65～94歳であった．MNA®スコア平均値は25.8 ± 3.3点であり，17点未満の「低栄養状態」の者は2.3%（3名），17～23.5点の「低栄養のリスクあり」の者が18.5%（24名），24点以上の「栄養状態良好」の者が79.2%（103名）であった（**表1**）．

## MNA® スコアと各測定項目値との相関

日本人在宅高齢者に対するMNA®の有用性について検討するため，MNA®スコアと各測定項目との相関関係を解析した．

**年齢および疾患数**：MNA®スコアは年齢と負の相関傾向を示した（r=－0.168, p=0.06）．前期高齢者（75歳未満）と後期高齢者（75歳以上）ではMNA®スコア平均値は，後期高齢者で有意に低値であった．なお，疾患数においてもMNA®スコアと有意な負の相関が認められた（r=－0.215, p=0.01）．

**生化学検査値**：血清Alb，ChEおよびTLCにおいてMNA®スコアは強い正の相関を示した（p<0.01）．血球成分Hb，RBCにも相関（p<0.05）が認められた．

**身体計測値，身体機能**：TSF，SSF，AMA，BMIおよび握力はMNA®と強い相関を示した（p<0.001）．

**栄養状態関連因子**：抑うつ状態の指標とされるGDSスコアにおいては，MNA®スコアと強い負の相関が認められた（p<0.01）．また，生活活動能力の指標であるTMIG-ICスコアにおいてもMNA®スコアと正の相関を示し，とくに社会的役割の項目において強い相関が認められた（p<0.01）．

## MNA® スコア2群間における各測定項目値の比較

MNA®スコア23.5点をカットオフ値として，23.5点以下の栄養不良リスクあり群（risk of malnutrition；RM群）と24点以上の栄養良好群（well-nourished；WN群）の2群に分け，各項目の平均値を比較した．

**対象者の特性**（表1）：年齢はRM群がWN群に比し有意に低値を示し，前期高齢者・後期高齢者の比率では，RM群で後期高齢者が85.2%と有意に高い値を示した（p<0.01）．性別はRM群で男性が多い傾向が認められた（p=0.06）．なお，3つ以上の疾患をもつ割合はRM群で77.7%と高値を示し，WN群より有意に高値を示した（p<0.01）．

**生化学検査値**：血清Alb，TP，ChE，RBC，Hb，TLCにおいてRM群がWN群に比し有意に低値であった（**表2**）．

**身体機能**：握力はRM群がWN群に比し有意に低値を示した．5m通常歩行および最大努力歩行秒数についてはRM群で有意に速度が遅いことが示された（表2）．

**栄養状態関連因子**：GDSスコアは，総合点がRM群で6.2 ± 4.1点を示し，WN群の2.7 ± 2.7点に比べ著しく高値を示した（p<0.001）（表2）．なお，GDSスコアで「うつ傾向あり」と判断される6点以上の者は，RM群で40.7%（11名），WN群で12.6%（13名）であり，RM群においてうつ傾向者が有意に多いことが示された（p<0.01）．

生活活動能力の指標としたTMIG-ICスコアにおいては，RM群がWN群に比し有意に低値を示した（表2）．

**QOL評価**：MNA®スコアとface scaleは強い

表2 MNA®と各測定項目の相関および2群間における比較

| | 全対象者 | | r [a] | p値 [a] | RM群<br>(MNA® ≤ 23.5)<br>n=27 | | WN群<br>(MNA® > 23.5)<br>n=103 | | p値 [a] |
|---|---|---|---|---|---|---|---|---|---|
| | mean | SD | | | mean | SD | mean | SD | |
| 生化学検査値 | | | | | | | | | |
| WBC ($10^2$/ml) | 59 | 15 | 0.022 | 0.804 | 57 | 15 | 59 | 15 | 0.516 |
| RBC ($10^4$/ml) | 420 | 40 | 0.187 | 0.034 | 407 | 48 | 423 | 37 | 0.043 |
| Hb (g/dl) | 12.9 | 1.3 | 0.232 | 0.008 | 12.4 | 1.3 | 13.0 | 1.2 | 0.011 |
| TP (g/dl) | 7.4 | 0.4 | 0.107 | 0.233 | 7.3 | 0.5 | 7.4 | 0.4 | 0.026 |
| Alb (g/dl) | 4.4 | 0.3 | 0.256 | 0.004 | 4.2 | 0.3 | 4.5 | 0.2 | < 0.001 |
| AST (IU/l) | 24 | 8 | 0.072 | 0.417 | 24 | 6 | 24 | 9 | 0.333 |
| ALT (IU/l) | 19 | 10 | 0.181 | 0.041 | 17 | 8 | 19 | 10 | 0.238 |
| ChE (IU/l) | 305 | 65 | 0.380 | < 0.001 | 267 | 58 | 315 | 63 | < 0.001 |
| T-chol (mg/dl) | 216 | 34 | -0.003 | 0.972 | 213 | 37 | 217 | 34 | 0.569 |
| HDL-chol (mg/dl) | 70 | 20 | 0.007 | 0.935 | 71 | 24 | 69 | 19 | 0.935 |
| LDL-chol (mg/dl) | 129 | 30 | -0.008 | 0.929 | 126 | 32 | 130 | 29 | 0.438 |
| TLC (/μl) | 1937 | 583 | 0.247 | 0.005 | 1687 | 585 | 2003 | 568 | 0.010 |
| 身体計測値 | | | | | | | | | |
| TSF (mm) | 15.0 | 5.7 | 0.369 | < 0.001 | 10.8 | 5.3 | 15.9 | 5.3 | < 0.001 |
| SSF (mm) | 15.5 | 6.2 | 0.371 | < 0.001 | 11.1 | 5.1 | 16.4 | 6.0 | < 0.001 |
| AMA ($cm^2$) | 39.9 | 7.9 | 0.527 | < 0.001 | 32.8 | 6.5 | 41.7 | 7.2 | < 0.001 |
| 身体機能 | | | | | | | | | |
| 握力 (kg) | 22.1 | 7.1 | 0.467 | < 0.001 | 18.9 | 7.4 | 22.9 | 6.8 | 0.009 |
| 歩行秒数 (通常, sec) | 4.4 | 1.4 | -0.156 | 0.084 | 5.1 | 1.8 | 4.3 | 1.2 | 0.002 |
| 歩行秒数 (最大努力, sec) | 3.3 | 0.8 | -0.092 | 0.309 | 3.6 | 1.1 | 3.2 | 0.7 | 0.033 |
| GDS score | 3.4 | 3.3 | -0.297 | 0.001 | 6.2 | 4.1 | 2.7 | 2.7 | < 0.001 |
| TMIG-IC | 11.8 | 1.8 | 0.530 | < 0.001 | 10.9 | 2.0 | 12.0 | 1.6 | 0.001 |

[a] Peason の相関係数(身体機能項目は性別,年齢を調整した偏相関係数)
[b] Mann-Whitney の U 検定

正の相関を示し(r=0.358, p<0.01), RM群(n=24)はWN群(n=98)と比較し有意に低値であった(p=0.04). なおnormal以下(1〜3ポイント)のものはRM群で70.9%(17名)であり, WN群の43.7%(42名)に比べ多いことが示された.

## MNA®に対する影響因子の解析(多重回帰分析)

MNA®スコアを従属変数とし, 生化学検査値, 身体計測値を除いたすべての検討項目(疾患数, 入れ歯の有無, 世帯人数, 配偶者の有無, 握力, 歩行秒数, GDSスコア, TMIG-IC)に加え年齢・性別を投入し, ステップワイズ法による重回帰分析を行った(**表3**). 握力, GDSスコア, 配偶者の有無, 歩行秒数(最大努力)の順で, MNA®に独立して寄与する因子であることが示された. さらに, 前期高齢者では慢性疾患数や配偶者の有無がMNA®への影響因子とされたのに対し, 後期高齢者では握力とGDSの2つがMNA®への強い影響因子となることが示された.

## 考察

本研究では日本人在宅高齢者を対象としMNA®スコアの有用性を検討した. MNA®スコアは血液検査値Alb, ChE, Hb, TLC, 身体計測値で

表3 MNA®に影響する因子(重回帰分析)

|  | 標準化係数 β | t | p |
|---|---|---|---|
| 全対象者, n=130, adjusted $R^2$ = 0.444, p < 0.001 | | | |
| 握力 | 0.627 | 5.284 | < 0.001 |
| GDS スコア | −0.346 | −4.664 | < 0.001 |
| 配偶者の有無 | −0.211 | −2.753 | 0.008 |
| 歩行秒数(最大努力) | 0.327 | 2.463 | 0.015 |
| 前期高齢者, n=51, adjusted $R^2$ = 0.463, p < 0.001 | | | |
| 慢性疾患数 | −0.355 | −2.823 | 0.007 |
| 配偶者の有無 | −0.305 | −2.666 | 0.011 |
| 握力 | 0.378 | 2.005 | 0.051 |
| 入れ歯使用の有無 | 0.192 | 1.623 | 0.112 |
| 後期高齢者, n=79, adjusted $R^2$ = 0.390, p < 0.001 | | | |
| 握力 | 0.627 | 4.478 | < 0.001 |
| GDS スコア | −0.326 | −3.372 | 0.001 |

は身長以外のすべての項目で有意な正の相関が認められ、在宅高齢者の栄養状態を的確に反映していることが確認された。なお、血液検査項目に含まれたTLCは免疫機能を反映し、入院患者の栄養状態判定にも用いられるが、在宅高齢者では栄養状態とは相関しないとの報告がある[8]。本研究の日本人在宅高齢者においてTLCとMNA®に強い正の相関が認められはたことは新しい知見である。加えて、従来栄養状態との関連が示唆されている身体機能[9]、抑うつ状態[10,11]、生活活動能力[12,13]についてもMNA®が強い相関を認めたことにより、MNA®が高齢者の栄養状態を包括的に評価できるツールであることが裏づけられた。

欧米での在宅高齢者の調査に用いられているMNA®のスクリーニングポイント23.5点[11,14,15]を用いた比較では、栄養不良リスク群が生化学検査値、身体機能において有意に低値となることが認められた。さらに、握力、抑うつ状態、生活活動能力についてもMNA®は相関を示し、MNA®を2群に分けた比較でも、すべてに有意な差異が認められた。これによりMNA®が、高齢者特有の栄養状態関連因子を包括的に反映した栄養評価法であり、23.5ポイントをカットオフ値としたスクリーニングが有用であることが示された。なお、重回帰分析の結果から抽出された握力、GDSスコア、配偶者の有無、最大努力5m歩行秒数については、在宅高齢者の栄養不良を起因するリスクファクターになると考えられた。しかし今回の調査対象者は、頻繁に福祉施設に通う活動性の高い高齢者であり、性別に偏りも認められた。よって、日本人においてはMNA®が有用性を発揮する対象者が限定される可能性も考えられ、今後対象者を広げた検討が必要と考えている。

以上の結果から、MNA®は日本人在宅高齢者に対し包括的な栄養評価が可能であり、栄養不良リスクの早期スクリーニングに有用であることが示された。MNA®を用いた栄養不良リスク者への早期介入は、QOLの維持・向上にも貢献できる可能性が考えられ、今後の活用が期待される。なお、在宅高齢者において約20%に栄養不良リスク者が潜在し、これに対する栄養介入には身体機能・精神状態を含めたケアプランが必要であることが示唆された。

## 参考文献

1) 丸山たみ，清水　進，木川眞美，三浦麻子．介護老人福祉施設における MNA (Mini Nutritional Assessment) による栄養評価の試み．日本栄養・食糧学会誌 2006; 59: 207-13.
2) Kuzuya M, Kanda S, Koike T, et al. Evaluation of Mini-Nutritional Assessment for Japanese frail elderly. Nutrition 2005; 21: 498-503.
3) Sheikh JI, Yesavage JA. Geriatric Depression scale: recent evidence and development of a shorter version. In: Brink TL, editor. Clinical Gerontology: A Guide to Assessment and Intervention: Hawton Press; 1986. p165-73.
4) Niino N, Imaizumi T, Kawakami N. A Japanese translation of the Geriatric Depression Scale. Clin Gerontol 1991; 10: 85-7.
5) Koyano W, Shibata H, Nakazato K, et al. Measurement of competence: reliability and validity of the TMIG Index of Competence. Arch Gerontol Geriatr 1991; 13: 103-16.
6) Ishizaki T, Watanabe S, Suzuki T, et al. Predictors for functional decline among nondisabled older Japanese living in a community during a 3-year follow-up. J Am Geriatr Soc 2000; 48: 1424-9.
7) Lorish CD, Maisiak R. The Face Scale: a brief, nonverbal method for assessing patient mood. Arthritis Rheum 1986; 29: 906-9.
8) Kuzuya M, Kanda S, Koike T, et al. Lack of correlation between total lymphocyte count and nutritional status in the elderly. Clin Nutr 2005; 24: 427-32.
9) Corti MC, Guralnik JM, Salive ME, Sorkin JD. Serum albumin level and physical disability as predictors of mortality in older persons. JAMA 1994; 272: 1036-42.
10) Iizaka S, Tadaka E, Sanada H. Comprehensive assessment of nutritional status and associated factors in the healthy, community-dwelling elderly. Geriatr Gerontol Int 2008; 8: 24-31.
11) Cabrera MA, Mesas AE, Garcia AR, de Andrade SM. Malnutrition and depression among community-dwelling elderly people. J Am Med Dir Assoc 2007; 8: 582-4.
12) Tinetti ME, Inouye SK, Gill TM, Doucette JT. Shared risk factors for falls, incontinence, and functional dependence. Unifying the approach to geriatric syndromes. JAMA 1995; 273: 1348-53.
13) Corish CA, Kennedy NP. Anthropometric measurements from a cross-sectional survey of Irish free-living elderly subjects with smoothed centile curves. Br J Nutr 2003; 89: 137-45
14) Vellas B, Villars H, Abellan G, et al. Overview of the MNA--Its history and challenges. J Nutr Health Aging 2006; 10: 456, 63; discussion 463-5.
15) Afsar B, Sezer S, Ozdemir FN, et al. Malnutrition-inflammation score is a useful tool in peritoneal dialysis patients. Peritoneal dialysis international : journal of the International Society for Peritoneal Dialysis 2006; 26: 705-11.

＊　　　＊　　　＊

Part 3 Mini Nutritional Assessment

# Mini Nutritional Assessmentによる在宅要介護高齢者の栄養状態の検討

井澤幸子[1] *Izawa, Sachiko*　葛谷雅文[1] *Kuzuya, Masafumi*　岡田希和子[1] *Okada, Kiwako*
榎　裕美[1] *Enoki, Hiromi*　小池晃彦[1] *Koike, Akihiko*　神田　茂[2] *Kanda, Shigeru*
井口昭久[1] *Iguchi, Akihisa*

1) 名古屋大学大学院医学系研究科老年科学, 2) かなめ病院
(所属は発表時のもの)

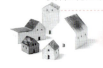

第47回日本老年医学会 (2005) にて発表

## 緒言

高齢者にとって栄養状態を良好に保つことは健康寿命を維持延長するために必須であり, 低栄養状態は新たな疾患の発症や死亡に関連することが知られている[1]. 低栄養状態と免疫力低下, 褥瘡発症, 日常生活動作の低下等との関連については多くの先行研究で報告されており[2,3], 今日ではすべての高齢者の栄養状態評価を定期的に実施することが奨励されている. Mini Nutritional Assessment (MNA®: 簡易栄養状態評価) はヨーロッパで開発された高齢者の栄養状態の評価法だが[4,5], 日本人の高齢者にも有用であることが検証されている[6].

わが国の介護保険制度は 2000 年 (平成 12 年) 4 月 1 日から施行された. 介護保険制度の対象者は, 身体上または精神上の障害があるために入浴, 排泄, 食事等の日常生活における基本的な動作の全部または一部について, 厚生労働省令で定める期間にわたり継続して常時介護を要すると見込まれる状態の 65 歳以上, または特定疾患を有する 40 歳以上 65 歳未満の者である[7]. 在宅要介護高齢者の栄養状態についての調査は多くない. 本研究は, 通所デイケア施設を利用している 65 歳以上の在宅要介護高齢者の栄養状態をMNA®で評価し, 要介護度と栄養状態の関連について検討することを目的とした.

## 方 法

### 対象者

対象者は 2004 年 2 月現在, 愛知県, 岐阜県, 三重県にある 4 つの通所デイケア施設を利用している 65 歳以上の在宅要介護高齢者 304 名のうち, MNA® を実施できた 281 名 (男性 72 名, 女性 209 名) である. 研究目的および調査内容について個別に対象者および家族に説明し, 研究への協力に対して書面で同意を得た. 本研究は名古屋大学大学院医学系研究科の倫理委員会で承認されたものである.

### 栄養評価

栄養評価に用いた MNA® の調査項目には, 身体計測 (身長, 体重, 上腕周囲長, ふくらはぎ周囲長), 過去 3 カ月間の体重減少, 包括的評価 (生活習慣, 薬物療法, 活動性などに関する 6 項目), 食事評価に関する 6 項目, 健康状態についての主観的評価などが含まれている. 30 点満点で, 24 点以上が「栄養状態良好」, 17～23.5 点は「低栄養のおそれあり」, 17 点未満は「低栄養」と評価される. MNA® の項目のうち, 急性疾患と精神・神経系疾患の有無, 薬物療法に関

しては看護師または医師の記録から情報を得，それ以外の項目については管理栄養士が調査した．

### 統計解析

変数間の関連を検討するために偏相関分析を行った．要支援から要介護5までの6つのレベルの差の検定には分散分析またはクリスカル-ウォリス検定を用い，ボンフェローニの調整を行った．カテゴリー変数の検定に$\chi^2$検定を用いた．すべての統計解析にSPSS11.0 for Windowsを使用し，統計学的有意水準は5%とした．

## 結 果

### ■対象者の特徴

対象者281名のうち男性は72名（25.6%），女性は209名（74.4%）であった．年齢は平均81.9±7.2歳（標準偏差，範囲:65～99歳），BMIは平均22.1±2.8（標準偏差）kg/m²，上腕周囲長は平均23.9±3.8（標準偏差）cm，ふくらはぎ周囲長は平均30.7±3.5（標準偏差）cm，MNA®得点は平均22.5±3.8（標準偏差）点であった．MNA®得点の最小値は10.0点，最大値は30.0点，中央値は23.0点であった．対象者の40.3%は要介護1，20.3%は要介護2であった（**表1**）．

### ■要介護度と性，年齢，身体計測値，MNA®得点の関連

**表2**に示した通り，要支援から要介護5までのレベル間でBMI（p=0.003），ふくらはぎ周囲長（p<0.001），MNA®得点（p<0.001）に有意な差があった．ボンフェローニの調整後，要介護5は他のレベルと比べBMI，ふくらはぎ周囲長，MNA®得点のいずれも有意に低値であった．要介護度と身体計測値は，年齢と性で調整後も有意な相関が示された（BMI：r=-0.173，p=0.004，ふくらはぎ周囲長：r=-0.329，p<0.001）．MNA®得点と要介護度には有意な相関が示され（r=-0.416，p<0.001），要介護度が高いほど低栄養状態の発生率が高いことが示唆された．

### ■要介護度別MNA®の結果

**表3**は要介護度と栄養評価の分布を示している．要支援の63%と要介護1の43.8%は「栄養状態良好」と評価された．要介護1の52.3%と要介護2の52.6%が「低栄養のおそれあり」と評価され，要介護4の22.2%と要介護5の66.7%が「低栄養」と評価された．要介護5には「栄養状態良好」と評価された者がいなかった．要介護度と栄養状態には有意な関連が認められた（p<0.001）．

### ■要介護度と過去3カ月間の体重減少との関連

**表4**は体重変化と要介護度の関連を示してい

表1 調査の結果

| | |
|---|---|
| 人数（男性／女性） | 281（72/209） |
| 年齢（歳），mean ± SD | 81.9 ± 7.2 |
| Body mass index（kg/m²），mean ± SD | 22.1 ± 3.8 |
| 上腕周囲長（cm），mean ± SD | 23.9 ± 3.8 |
| ふくらはぎ周囲長（cm），mean ± SD | 30.7 ± 3.5 |
| MNA®得点，mean ± SD | 22.5 ± 3.8 |
| 要介護度別の認定者数（%） | |
| 　要支援　（≧25, <32　1日当たりの介護時間数，単位：分） | 27（9.6） |
| 　要介護1（≧32, <50　1日当たりの介護時間数，単位：分） | 130（40.3） |
| 　要介護2（≧50, <70　1日当たりの介護時間数，単位：分） | 57（20.3） |
| 　要介護3（≧70, <90　1日当たりの介護時間数，単位：分） | 28（10.0） |
| 　要介護4（≧90, <110　1日当たりの介護時間数，単位：分） | 27（6.6） |
| 　要介護5（≧110　　　1日当たりの介護時間数，単位：分） | 12（4.3） |

表2 要介護度と性，年齢，身体計測値，MNA® 得点の関連

|  | 要支援 (n=27) | 要介護1 (n=130) | 要介護2 (n=57) | 要介護3 (n=28) | 要介護4 (n=27) | 要介護5 (n=12) | p |
|---|---|---|---|---|---|---|---|
| 男性／女性(n) | 4/23 | 33/97 | 12/45 | 8/20 | 10/17 | 5/7 | 0.318 * |
| 年齢(歳)，mean±SD | 84.7±5.0 | 82.0±7.1 | 81.9±7.9 | 81.4±7.0 | 79.7±7.9 | 80.7±7.0 | 0.215 † |
| BMI($kg/m^2$)，mean±SD | 21.6±3.7 | 22.4±3.6 | 22.9±4.0 | 22.3±4.0 | 20.3±3.7 | 19.5±3.3 | 0.003 ‡ |
| 上腕周囲長(cm)，mean±SD | 23.9±2.8 | 23.9±3.3 | 23.5±4.0 | 24.3±3.1 | 23.5±3.4 | 22.2±2.1 | 0.155 ‡ |
| ふくらはぎ周囲長(cm)，mean±SD | 31.1±2.5 | 31.4±3.5 | 30.4±3.4 | 30.9±3.4 | 29.0±2.8 | 26.5±2.8 | <0.001 ‡ |
| MNA® 得点，mean±SD | 24.2±3.3 | 23.1±3.1 | 22.8±3.5 | 22.7±3.5 | 19.8±3.5 | 15.6±3.7 | <0.001 § |

\* $\chi^2$ 検定
† 一元配置分散分析
‡ 調整後の分散分析，調整因子：性，年齢
§ クリスカル－ウォリス検定
ボンフェローニの調整
　BMI：要介護1 vs 要介護4（p=0.046）；要介護2 vs 要介護4（p=0.022）；要介護2 vs 要介護5（p=0.04）
　ふくらはぎ周囲長：要支援 vs 要介護4（p=0.019），要介護5（p<0.001）；要介護1 vs 要介護4（p=0.001），
　　　　　　　　　　要介護5（p<0.001）；要介護2 vs 要介護5（p=0.001）；要介護3 vs 要介護5（p=0.001）
　MNA® 得点：要支援 vs 要介護4 or 要介護5（p<0.001）；要介護1 vs 要介護4 or 要介護5（p<0.001）
　　　　　　　要介護2 vs 要介護4 or 要介護5（p<0.001）；要介護3 vs 要介護5（p<0.001）；要介護4 vs 要介護5（p=0.003）

表3 要介護度別 Mini Nutritional Assessment の結果

|  | 要支援 (n=27) n (%) | 要介護1 (n=130) n (%) | 要介護2 (n=57) n (%) | 要介護3 (n=28) n (%) | 要介護4 (n=27) n (%) | 要介護5 (n=12) n (%) | 合計 n=281 n (%) |  |
|---|---|---|---|---|---|---|---|---|
| 低栄養 | 1 (3.7) | 5 (3.8) | 4 (7.0) | 1 (3.6) | 6 (22.2) | 8 (66.7) | 25 (8.9) | p<0.001 * |
| 低栄養のおそれあり | 9 (33.3) | 68 (52.3) | 30 (52.6) | 16 (57.1) | 17 (63.0) | 4 (33.3) | 144 (51.2) |  |
| 栄養状態良好 | 17 (63.0) | 57 (43.8) | 23 (40.4) | 11 (39.3) | 4 (14.8) | 0 | 112 (39.9) |  |

\* $\chi^2$ 検定

表4 要介護度と過去3カ月間の体重減少との関連

|  | 要支援 (n=27) n (%) | 要介護1 (n=130) n (%) | 要介護2 (n=57) n (%) | 要介護3 (n=28) n (%) | 要介護4 (n=27) n (%) | 要介護5 (n=12) n (%) | 合計 n=281 n (%) |  |
|---|---|---|---|---|---|---|---|---|
| 3kg以上の減少 | 1 (3.7) | 3 (2.3) | 4 (7.0) | 3 (10.7) | 2 (7.4) | 1 (8.3) | 14 (5.0) | p<0.002 * |
| わからない | 3 (11.1) | 12 (9.2) | 7 (12.3) | 4 (14.3) | 7 (25.9) | 7 (58.3) | 40 (14.2) |  |
| 3kg未満の減少 | 4 (14.8) | 21 (16.2) | 8 (14.0) | 2 (7.1) | 6 (22.2) | 0 (0.0) | 41 (15.6) |  |
| 減少なし | 19 (70.4) | 94 (72.3) | 38 (66.7) | 19 (67.9) | 12 (44.4) | 4 (33.3) | 186 (66.2) |  |

\* $\chi^2$ 検定

る．要支援の74.0％と要介護1の72.3％は過去3カ月間に体重減少がなかった．これは，要介護度が低ければ体重減少のない割合が高いことを示唆している．要介護5の58.3％は体重減少があったかわからないと答えた．

## 考察

本研究ではMNA® の結果，通所デイケア施設を利用している65歳以上の在宅要介護高齢者の51.2％が「低栄養のおそれあり」，8.9％が「低栄養」と評価され，「栄養状態良好」と評価された者は8.9％とわずかであった．対象者のBMI値，ふくらはぎ周囲長は要介護度と関連があることが明らかになった．

オーストラリアの先行研究では250名（平均年齢79.5歳，年齢の範囲：67～99歳）の在

宅高齢者を MNA® で調査した結果，38.4％が「低栄養のおそれあり」，4.8％が「低栄養」であった[8]．またフィンランドで行われた研究では，178名（平均年齢83.5歳，年齢の範囲：75～94歳）の在宅高齢者の48％が「低栄養のおそれあり」，3％が「低栄養」と評価された[9]．本研究の対象者は日常生活に介護を要する在宅高齢者であるため，先行研究と比較して「低栄養のおそれあり」，「低栄養」と評価された者の割合が高かったのではないかと考える．

要介護度は直接生活介助，間接生活介助，認知症の問題行動や周辺症状関連行為，機能訓練関連行為，医療関連行為に要する介護の総時間から判定されるため，病気の重さと要介護度のレベルは必ずしも一致しないことがある．本研究は，在宅要介護高齢者の要介護度と栄養状態の悪化が関連しており，介護時間が長いほど低栄養状態の発生率が高いことを明らかにした．さらに，もっとも要介護度の低い要支援の30％以上，要介護1の52％以上が「低栄養のリスクあり」と評価されたことに注目すべきであると考える．これは栄養状態の悪化は要介護度が高くなる前にはじまっていることを表しており，栄養状態の悪化がさらに要介護度を上げることを推測させるものである．

高齢者では体脂肪を減らすための意図的な減量を除いて，体重減少は新たな疾患や障害の発症，死亡率の上昇などと関連していることが報告されている[10〜12]．60歳以上の成人の体重減少の多くは除脂肪体重（筋肉量）の減少によるもので，筋肉量の減少は身体機能に悪影響を及ぼすことがわかっている[13〜15]．体重減少は低栄養状態の徴候であるが，要介護高齢者施設で体重測定が実施されていないことは珍しくない．実際，本研究開始以前から定期的に体重測定を行っていた施設は4カ所のうち1カ所だけであった．また，要介護高齢者本人も家族も体重を意識していないことがしばしばある．要介護度の高い高齢者の体重測定は実施が困難な場合があるが，本研究では要介護5の58.3％，要介護4の25.9％の高齢者は過去3カ月間に体重の増減があったかどうかわからなかった．要介護高齢者の現体重や体重の増減を施設職員が把握していないということは，施設職員が要介護高齢者の栄養状態に注意を払っていないことを示しており，栄養状態悪化が見過ごされている可能性がある．いい換えれば，体重減少に気づけば栄養状態悪化を見過ごすことなく，より早く適切な栄養介入の実施が可能になる．

栄養状態の悪化を早期に発見することは介入すべき対象者を特定するために重要であり，非侵襲性の簡便な調査法であるMNA®は医療機関，福祉施設，在宅のいずれにおいても定期的な栄養評価に使用できる．

## 結 論

通所デイケア施設を利用する在宅要介護高齢者には栄養状態が悪化している者が多く，要介護度が高いほど低栄養状態の発症率が高いことが明らかになった．

### 参考文献

1) Volkert D, Hubsch S, Oster P, Schlierf G. Nutritional support and functional status in undernourished geriatric patients during hospitalization and 6 month follow up. Aging Clin Exp Res 1996; 8: 386-95.
2) Akner G, Cederholm T. Treatment of protein-energy malnutrition in chronic nonmalignant disorders. Am J Clin Nutr 2001; 74: 6-24.
3) Margetts BM, Thomoson RL, Elia M, Jackson AA. Prevalence of risk of undernutrition is associated with poor health status in older people in the UK. Eur J Clin Nutr 2003; 57: 69-74.
4) Guigoz Y, Vellas B, Garry PJ. Mini Nutritional Assessment : a practical assessment tool for grading the nutritional status of elderly patients. Facts and Research in Gerontology. Paris: Serdi Publishing; 1994. p15-59.
5) Vellas B, Guigoz Y, Garry PJ, et al. The Mini Nutritional Assessment (MNA) and its use in grading the nutritional state of elderly patients. Nutrition 1999; 15: 116-22.
6) Kuzuya M, Kanda S, Koike T, et al. Evaluation of Mini-Nutritional Assessment for Japanese frail elderly. Nutrition 2005; 21: 498-503.
7) Campbell JC, Ikegami N. Long-Term Care Insurance comes to Japan. Health Aff (Millwood) 2000; 19: 26-39.
8) Visvanathan R, Macintosh C, Callary M, et al. The nutritional status of 250 older Australian recipients of

domiciliary care services and its association with outcomes at 12 months. J Am Geriat Soc 2003; 51: 1007-11.
9) Soini H, Routasalo P, Lagstrom H. Characteristics of the Mini-Nutritional Assessment in elderly home-care patients. Eur J Clin Nutr 2004; 58: 64-70.
10) Wallace JI, Schwatrz RS. Involuntary weight loss in elderly outpatients: recognition, etiologies, and treatment. Clin Geriatr Med 1997; 13: 717-35.
11) Launer LJ, Harris T, Rumpel C, Madans J. Body mass index, weight change, and risk of mobility disability in middle-aged and older women. The epidemiologic follow-up study of NHANES I. JAMA 1994; 271: 1093-8.
12) Keller HH, Gibbs AJ, Boudreau LD, et al. Prevention of weight loss in dementia with comprehensive nutritional treatment. J Am Geriatr Soc 2003; 51: 945-52.
13) Evans WJ, Campbell WW. Sarcopenia and age-related changes in body composition and functional capacity. J Nutr 1993; 123 (2 Suppl): 465-68.
14) Dey DK, Rothenberg E, Sundh V, et al. Body mass index, weight change and mortality in the elderly. A 15 y longitudinal population study of 70 y olds. Eur J Clin Nutr 2001; 55: 482-92.
15) Lui L, Bopp MM, Roberson PK, Sullivan DH. Undernutrition and risk of mortality in elderly patients within 1 year of hospital discharge. J Gerontol A Biol Sic Med Sic 2002; 57: M741-6.

∗ ∗ ∗

Part 3 Mini Nutritional Assessment

# 他職種を巻き込んだ訪問栄養食事指導のシステム構築の新たな取り組み
## ―MNA®-SFによる栄養評価で得た結果を踏まえて

石岡市医師会病院栄養科　山本祐子 Yamamoto, Yuko

第31回食事療法学会（2012）にて発表

## はじめに

MNA®-SFは、従来のMNA®と比較して項目数が少なく、より容易に行うことができる[1]。

慢性期の病院において、寝たきりや車椅子の生活であるなど、ADLの低下した患者が多くを占めている[1]なかで、体重や身長測定が困難な場合もあり、BMIの代わりにふくらはぎ周囲長（CC）を用いる栄養評価は実用的である[1]。簡便に行えることから、在宅高齢者にかかわる管理栄養士以外の他職種が行うことが可能と考えた。

病院や福祉施設においては、栄養管理実施加算や栄養ケアマネジメントが加算事項となり、2010年4月には病院においてNST実施加算も導入され、ますます、病院内でのチーム医療が期待されている。一方で、日本栄養士会の全国病院栄養士協議会の栄養部門実態調査では在宅での栄養食事指導の実施率は6％である[2]と報告されている。為房らは、在宅療養者に管理栄養士が行う訪問栄養食事指導は、在宅療養者やそれにかかわるスタッフ、いずれも認知度は高くなく、利用率も低い[3]。しかし、満足度は高かった[3]と療養者およびスタッフは述べている。在宅療養者の約40％はたんぱく質・エネルギー栄養障害があるといわれているにもかかわらず、栄養管理のほとんどは介護家族とホームヘルパーに委ねられている[3]とも述べている。筆者の勤務するI病院でも、在宅療養者の栄養管理として、管理栄養士による訪問栄養食事指導は未実施であった。

そこで筆者は、まずI病院の入院患者にMNA®-SFにおける栄養評価で入院患者の栄養状態および入院期間、退院後の方向の実態を調査するとともに、その結果を踏まえ、他職種を巻き込んだ訪問栄養食事指導のシステムの構築を試みたので、紹介したい。

## MNA®-SFによる調査結果

2010年7～8月に入院したI病院の患者65歳以上の男女のうち、経口摂取をしている66名（男性29人、女性37人、年齢81.6±6.7歳）を対象に、入院時、管理栄養士がMNA®-SFを使用して栄養評価を行ったところ、入院患者の栄養状態の分布は「低栄養」群53.0％、「低栄養のおそれあり」群21.2％、「栄養状態良好」群25.8％であった。3群の入院期間と退院後の方向は「低栄養」群は19.6±16.2日、「低栄養のおそれあり」群は10.4±7.4日、「栄養状態良好」群は7.6±10.8日であった（図1）。「低栄養」群と「栄養状態良好」群の入院期間の比較では、「低栄養」群が有意に長かった（p＝0.003）。「低栄養」群と「低栄養のおそれあり」群の比較では、「低栄養」群が有意に長かった（p＝0.011）。「低栄養のおそれあり」群と「栄養状態良好」群の比較では、有意差はみられなかったが、「低栄養のおそれあり」群が長かった（p＝0.411）。

各群の退院後の方向は,「低栄養」群は,自宅17.1％,施設68.6％,死亡14.3％,「低栄養のおそれあり」群は,自宅64.3％,施設21.4％,死亡14.3％,「栄養状態良好」群は,自宅76.5％,施設17.6％,死亡5.9％であった.（図2）

## 入院時から在宅までの切れ目のない栄養管理の必要性

入院時の「低栄養」「低栄養のおそれあり」の患者の割合は合わせて約7割以上を占めていたこと,「栄養状態良好」の患者に比べ入院期間も延長していたこと,さらに療養者の退院後の方向が,「低栄養」群では17.1％が在宅へ,「低栄養のおそれあり」群では64.3％が在宅へ,「栄養状態良好」群では76.5％が在宅へ戻ることから,入院時から在宅での切れ目のない栄養管理の必要性を感じ,その栄養介入のシステム構築を急務と考えた.病院と地域の連携システムが整備され,さまざまな関連職種の連携により,在宅での栄養管理が適正に行われることで,在宅療養者の再入院や原疾患の重症化予防の一助になればと考えた.I病院は慢性期病院であり,開放型病院として,近隣の医療機関との連携病院でもある.関連施設として,介護老人保健施設,在宅介護医療支援センター,特別養護老人ホームをあわせもち,地域に根差した医療,保健,福祉をめざしている.

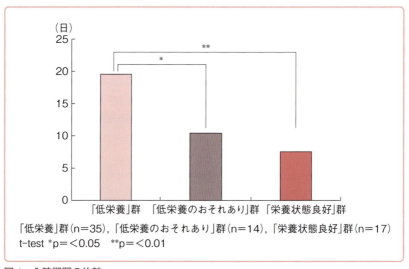

図1　入院期間の比較

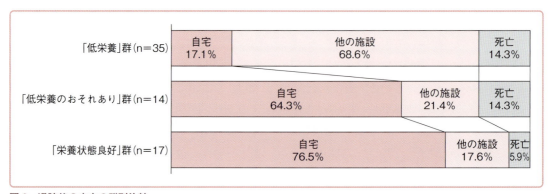

図2　退院後の方向の群別比較

在宅高齢者の食の支援として，配食サービスや乳製品などの食材配達や訪問栄養食事指導があるが，筆者は病院の管理栄養士としての立場から，1つの方法である訪問栄養食事指導のシステムの構築を行うこととした．これより，訪問栄養食事指導のシステムの構築の経緯と実施例について紹介したい．

## 訪問栄養食事指導のシステム構築

### システム構築に向けての取り組み

訪問栄養食事指導のシステム構築にあたった期間は2011年8月～10月である．

まず，最初に管理栄養士による訪問栄養食事指導の存在を他職種に知ってもらうために，病院内で「訪問栄養食事指導」の説明会を実施した．また，訪問診療を行っている近隣医療機関の医師，関連施設の訪問看護ステーションの訪問看護師，居宅介護支援事業所の介護支援専門員，ヘルパーステーションの職員，近隣市町村の行政職員や近隣の社会福祉協議会の職員らから構成されている合同の事例検討会において，訪問栄養食事指導というサービスの存在を説明した．

また，訪問栄養食事指導の具体的な内容（必要栄養量の算定や栄養素摂取量の把握，食形態の適正化，栄養補助食品の追加など）やどんな人が対象者となるかを説明した．

在宅では血液検査がむずかしい場合もあることから，血清アルブミン値を評価項目に入れていないMNA®-SFによる栄養評価を紹介した．「食べることは大切だと思うが，なにをもとにして対象者を選んだらよいのかわからない」という意見が出た．そこで，MNA®-SFは管理栄養士が訪問指導時に行い，対象者の栄養評価のツールとなるが，MNA®-SFを行うことで，在宅療養者にかかわる他職種が在宅療養者の栄養の問題点に目を向け，訪問栄養食事指導へつなぐツールとしても使用できることを説明した．この栄養評価に興味をもち，活用したいという声も上がった．こうして，他職種への訪問栄養食事指導の認知を促すとともに，院内外へ配布する訪問栄養食事指導の案内書や依頼書を作成し，会計の流れは医事課と相談し，訪問栄養食事指導開始に向けた準備が整った（**図3**）．

### 訪問栄養食事指導の実際

■**対象者**

高齢者単独世帯や高齢者夫婦世帯で，通院が困難な方で低栄養状態（やせ，アルブミンが低いなど）や，腎臓病，糖尿病，肝臓病，胃潰瘍，貧血，膵臓病，脂質異常症，痛風，心臓病，高血圧，消化管術後，クローン病，潰瘍性大腸炎，高度肥満など食事管理が必要な方を対象とした．

■**訪問栄養食事指導の内容**

① 栄養状態のチェック，脱水の危険度のチェック，食事摂取量のチェック
　調理や買い物指導
② ヘルパーへ調理や買い物指導
③ 栄養補助食品の紹介や栄養計画の作成

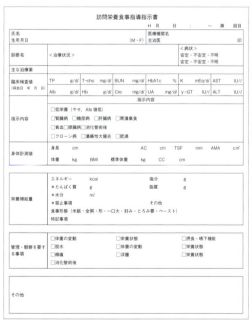

図3　訪問栄養食事指導指示書

④摂食・嚥下困難な方へ，嚥下調整食の調理指導，減塩食のポイントなどの治療食の調理指導

■費　用

介護保険を利用する場合は1割負担で訪問1回につき530円，医療保険も同様で，交通費は別途請求せずに行った．

■指導時間

内容にもよるが，40分〜1時間程度であった．

■指導内容

2011年10月から2012月10月までの約1年間でI病院の医師からの依頼に加え，介護支援専門員や訪問看護師の働きかけで 他医療機関の医師の依頼も入った．実施ケースは**表1**に示す通りである．ケースAは，介護支援専門員もはじめてであるので立ち会いたいということで，同席のもとに行った．ケースBは，妻が看護師であったこともあって，知識や理解があった．ケースCは娘が介護者で，「好きなものを誤嚥なく食べさせたいので，実際やっていることに問題がないか，専門職から聞きたい」という意向であった．ケースDは，退院直後，訪問してみると，入院中の食事形態より上のレベルで喫食されており，看護師から退院時指導があった吸引も実施されていなかった．ケースEは味覚異常による食欲不振であったため，嗜好を考慮し，少しでも経口摂取が安定することを目的とした，本人への指導であった．日中独りであり，動くのも辛いと訴えるので，ベッドサイドにクーラーボックスを用意し，ジュースやところてんなどのさっぱりとした食品を，手軽にとれるように環境を整えた．ケースFは，「食事が楽しみなので無理のない減量をさせたい」という妻の意向があったので，介護支援専門員や看護師とともに，食事療法についての理解を促した．

## 訪問栄養食事指導への期待

入院患者が在宅へ戻ったとき，入院時や施設入所時と同様の栄養管理を実行するのは困難なことがある．筆者の経験でも，入院患者が在宅に戻ってから，入院時よりもレベルの高い食形態を喫食し，状態が変化して再入院されるケースがあった．高齢者はさまざまな疾患をもっていることが多い．糖尿病の長い罹患期間ののち，合併症が発症する場合や，すでに発症している場合もある．

**表1　訪問栄養食事指導のケース例**

| ケース | 性別 | 年齢 | 介護者 | 主病名 | 要介護度 | 家族の意向 | 主治医 | 看護師 | 介護支援専門員 |
|---|---|---|---|---|---|---|---|---|---|
| A | 女 | 65 | 夫 | 肝硬変 | 1 | 栄養指導は受けてきたが，現在の食事でよいか知りたい | △ | ○ | △ |
| B | 男 | 71 | 妻 | パーキンソン | 5 | 食事がワンパターンにならぬように栄養指導を受けたい | ○ | ○ | ○ |
| C | 男 | 101 | 娘 | 多発性脳梗塞 | 3 | 高齢なので，好きなものを誤嚥なく食べさせたい | △ | ○ | ○ |
| C | 男 | 101 | 娘 | 多発性脳梗塞 | 3 | 現在の食事でいいのか，専門家に聞いて確認したい | △ | ○ | ○ |
| D | 男 | 72 | 妻 | パーキンソン | 5 | 在宅で穏やかに過ごしたい | ○ | ○ | △ |
| E | 男 | 69 | 日中は独り／夜は娘 | リンパ腫 | 2 | 味覚異常のため，食欲不振，少しでも，食べられる工夫を聞きたい | △ | ○ | △ |
| F | 男 | 70 | 妻 | 脊椎損傷 | 4 | 食事が楽しみなので，無理のない減量をさせたい | ○ | ○ | ○ |

○　I病院または関連施設，△　他施設

また，糖尿病に限らず，ほかの疾患が悪化することもある．再入院を可能な限り防ぐために，在宅療養者やその家族が，病気についての理解や知識を習得するとともに，原疾患の病状維持，改善をめざし，適正な食事の実践ができることが必要と考える．リーフレット等の紙媒体が中心となる外来栄養食事指導とは異なり，訪問栄養食事指導は，在宅療養者が居住する環境内で実践的な支援となりうる．家族構成や経済状態など療養者の背景に合わせたできることの提案，疾患に応じ，嚥下機能に合った食形態の調理の工夫や食材の選び方，食べる姿勢，食べさせ方などの具体案を示し，在宅療養者のQOLの維持・向上，生活意欲向上をめざし，よりよい生活のための支援となることが期待される．

## まとめと今後の展望と課題

今回，MNA®-SFで入院患者の栄養状態や，入院期間，その後の方向を調査したことで，訪問栄養食事指導のシステム構築が急務であることが浮かび上がった．また，高齢者の採血に問題意識があった，関連施設の介護老人保健施設においても，MNA®-SFを使用し，喫食状況，体重の推移，身体状況の観察を合わせた栄養評価を行うことにした．

『高齢者の栄養スクリーニングツールMNAガイドブック』の職種別MNA®の活用[1]で，地域でのMNA®-SF活用の実際として，真井[4]は管理栄養士が訪問栄養指導で初回栄養評価用紙にMNA®-SFを加えて活用していると述べている．また，藤井[5]は，MNA®は，病院や在宅・施設での簡便な栄養評価の共通ツールとして有効に活用できると述べている．

MNA®-SFは，管理栄養士以外の他職種が行うことで，訪問栄養食事指導の対象者を選択するためのツールとしても活用できると考える．今後は，関連施設である在宅介護支援センターや居宅介護支援事業所で在宅支援を行う関連職種に，MNA®-SFを共通の栄養評価のツールとして，浸透させていきたいと考える．

今回，筆者は訪問栄養食事指導のシステムの構築はしたが，その訪問栄養食事指導の件数の伸びは決して大きくない．また，夫婦のみの世帯であったり，日中家族が不在で独りであったりという環境下で，訪問栄養食事指導が，どのくらい理解され，指導したことが継続されているか，在宅療養者やその家族にとって有意義なものであったかどうかは明らかではない．このように介入はできたが，今後は実施数を増やすとともに，在宅療養者や家族の理解度に応じた指導となるよう，より適切な介入時期に適切な介入方法で満足度の高い栄養食事指導となることも課題と考える．地域の一人の人の生活をつなぐために，関連職種間の意見の交流や在宅と施設の具体的な連携のとり方も課題と考える．

### 参考文献

1) 雨海照祥，監修．葛谷雅文，ほか編．高齢者の栄養スクリーニングツールMNAガイドブック：医歯薬出版；2011．
2) 日本栄養士会全国病院栄養士協議会栄養部門実態調査：2004．
3) 為房恭子，ほか．武庫川女子大学紀要 2009；57：33-7．
4) 真井睦子．栄養士の立場から―コミュニティにおけるMNA®の活用．In：雨海照祥，監修．葛谷雅文，ほか編．高齢者の栄養スクリーニングツールMNAガイドブック：医歯薬出版；2011．p134-42．
5) 藤井 真．医師の立場から．In：雨海照祥，監修．葛谷雅文，ほか編．高齢者の栄養スクリーニングツールMNAガイドブック：医歯薬出版；2011．p127-30．

Part 3 Mini Nutritional Assessment

# MNA®-SFを用いた訪問リハビリ利用者の栄養評価

飯田市立病院訪問リハビリテーション
**水野智之** Mizuno, Tomoyuki　　**田中伸次** Tanaka, Shinji
**近藤龍雄** Kondo, Tatsuo　　　**竹内純子** Takeuchi, Junko

長野褥瘡懇話会（2010）にて発表

## はじめに

　訪問リハビリテーションとは、「生活機能が低下した者あるいは低下の可能性がある者のうち、外出が困難な者や在宅生活上何らかの問題がある者に対して、理学療法士や作業療法士・言語聴覚士などが居宅を訪問し行うリハビリテーション」[1]のことである．

　訪問リハビリテーションの内容は、回復期の治療的リハから緩和期の終末期リハまで多岐にわたっているが、入院治療後の廃用症候群の高齢者など痩せている場合が多く、筋力や動作能力の改善がむずかしい．筆者らも褥瘡の治癒が遷延するケースを数例経験した．

　栄養状態の把握は、訪問リハビリテーションを行ううえで重要である．ところが、在宅では血清アルブミン値だけでなく、日常生活動作能力（以下、ADL）の低下や通所系介護サービスの利用ができないために、体重測定が困難な高齢者が多く、栄養状態の評価に難渋する．

　近年、わが国に紹介された簡易栄養状態評価表（MNA®）は、高齢者の栄養アセスメントツールとして感度・特異度が証明されており[2]、さらに体重が不明でBMIが算出できない場合にふくらはぎの周囲長（以下、CC）で代用できるMNA®-SFは、在宅でより有用と思われる．在宅療養中の訪問リハ利用者の栄養状態について評価を行い、低栄養の原因について検討を行った．

## 対象と方法

　当院訪問リハビリテーション利用中の要介護者30名（男性12名・女性18名、平均年齢81.8歳）を対象にMNA®-SFによるスクリーニングを行って、マニュアルにもとづき、0〜7点を低栄養群、8〜11点を低栄養のリスクあり（以下、リスク群）、12〜14点を栄養状態良好群の3群に分類した．年齢・介護度・ADL（バーセルインデックス）・嚥下障害の有無（藤島による摂食状況のレベル評価9以下を嚥下障害あり、レベル10を嚥下障害なし）・過去1年間の褥瘡発生の有無・デイサービスなどの通所サービス頻度（週何回）・6カ月後のMNA®-SFスコアについて比較検討を行った．

　CC測定に関しては、座位や立位がとれない高齢者も多いため、背臥位での測定とし、健側を2回測定し、平均値を採用した．また、寝たきり高齢者では、筋萎縮により下腿の最大膨隆部が不明なことがあり、西田ら[3]の健常若年者の報告を参考に、健側の腓骨長（腓骨頭〜足関節外果）を測定し、腓骨頭から約25%の位置でCCの測定を行った．

　3群間の比較には、年齢は一元配置分散分析、

嚥下障害の有無・褥瘡発生の有無については$\chi^2$検定，ADLはクラスカル-ウォリス検定を用い，有意水準は5％未満とした．

## 結果

対象30名中11名が低栄養，12名が低栄養のリスクあり，7名が栄養状態良好と判定された．約4割が低栄養と判定され，栄養状態良好と判定された利用者は2割程度で，より重症者の多い訪問リハビリテーション対象者において，低栄養の利用者が多いことが示された（図1）．

要介護度別にみると，要介護度が高くなるにつれ栄養状態の悪化がみられ，低栄養と判定された利用者はすべて要介護4および5であった．

年齢に関しては，低栄養群でより年齢が高い傾向だったが，有意ではなかった．

バーセルインデックスを用いたADL評価では，3群間で有意差を認め，栄養状態が悪化するにつれADLも低下する傾向を示した．

褥瘡との関連については，低栄養群で褥瘡発生が多く，約7割に過去1年以内の褥瘡発生があった．追跡期間後に，新たに褥瘡発生のあった5例を検討してみると，なんらかの原因によりMNA®-SFスコアが低下し，続いてCCの減少がみられ，褥瘡発生に至っていた．

嚥下障害の有無については，栄養状態良好群とリスク群では約3割，低栄養群で約9割の利用者になんらかの嚥下障害を認めた（図2）．

半年後のMNA®-SFスコアの経過は，死亡した3例を除き，改善が2例，変化なしが18例，低下が7例であった．MNA®-SFスコアの低下および死亡の原因は，10例中5例が誤嚥性肺炎によるものであり，低栄養群が3例・リスク群2例で，5例すべてで嚥下障害を有していた（図3）．

デイサービスやデイケアといった通所系介護サービス利用者の割合をみてみると，リスク群で約7割が利用しており，施設での体重測定が定期的になされていた．栄養状態良好群では通所利用者は少ないものの，ADLが高く，自宅での体重測定が可能であった．低栄養群では，通所系サービスの利用が少なく，寝たきりの方が多いため，体重測定の機会および方法がない状態であった．体重不明な利用者の割合は，低栄養群で約8割，リスク群では約1割，栄養状態良好群では不明者は存在しなかった．

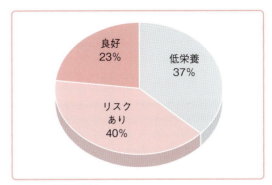

図1　低栄養の割合

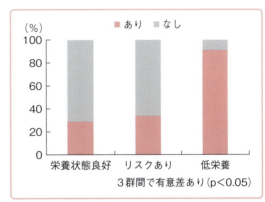

図2　嚥下障害の有無

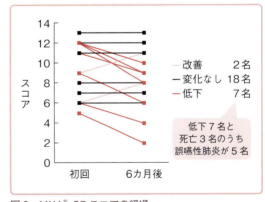

図3　MNA®-SFスコアの経過

## 考察

　地域在住の高齢者のうち10～25%が低栄養と判定され、要介護度が高くなるにつれその割合が増加するとされている[2]。外出困難な高齢者が多い訪問リハビリテーション利用者において、低栄養は約4割存在し、ADLが低下し要介護度が高い利用者では低栄養のリスクが非常に高く、定期的な栄養評価の重要性が示唆された。

　一般的に低栄養の原因としては、飢餓・侵襲・悪液質などがあげられ[4]、若林ら[5]の報告によると、廃用症候群の入院患者の低栄養原因は侵襲がもっとも多かったとされる。一方、今回の対象者のうち、過去3カ月以内に急性疾患を経験したのは1名のみであり、安定期にある要介護高齢者が多かった。訪問リハ利用中の在宅高齢者においては、嚥下障害の進行にともなう摂食量や摂取カロリーの低下との関連が強く（飢餓）、嚥下障害を有する在宅高齢者の低栄養リスクが高いことが示唆された。6カ月後のMNA®-SFスコア低下の要因としても、誤嚥性肺炎がもっとも多く、嚥下障害との関連が強いことが示唆された。

　ADLが低下した高齢者の低栄養リスクは高いが、通所系サービスの利用がない寝たきり高齢者の体重測定はむずかしいのが現状であった。BMIをCCのような簡便な身体計測で代用できるMNA®-SFは、在宅での栄養スクリーニングに有用と思われた。

　しかしながら、小澤ら[6]が述べているように、体重経過がわからないADLの低下した要介護高齢者にMNA®-SFを用いると、必要以上に低栄養と判定される可能性がある。また、BMIやCCのカットオフ値が要介護高齢者には高すぎる印象もあり、今後の検証が必要と思われた。

　MNA®-SFスコアが低下し、CC減少後に褥瘡発生に至るケースが多く、栄養状態のモニタリングとして、CCや上腕周囲長（AC）の経過を定期的に確認していくことで、褥瘡発生や嚥下障害の悪化予防につながる可能性がある。MNA®-SFのスコアをつけるだけでなく、CCの変動も記録していくことが、体重測定が困難な場合に重要なポイントと思われた。

## まとめ

　訪問リハビリテーション利用者30名を対象に、MNA®-SFを用い、栄養評価を行った。約4割が低栄養と判定され、嚥下障害と低栄養との関連が示唆された。対象者のうち9名が体重不明な高齢者で、BMIをCCで代用できるMNA®-SFが有用であった。

　寝たきり高齢者にMNA®-SFを用いるには、まだまだ改善の余地があるものの、在宅ケアスタッフが簡便に栄養スクリーニングでき、CCのような身体計測に関心をもってもらうといった意味でも有用なツールと考えられた。

**参考文献**

1) 吉良健司, 編. はじめての訪問リハビリテーション：医学書院；2007. p12.
2) 雨海照祥, 監修：高齢者の栄養スクリーニングツール MNAガイドブック：医歯薬出版；2011.
3) 西田裕介, ほか. 健常若年者における下腿最大膨隆部の位置の同定. 理学療法科学 2009；24：539-42.
4) 若林秀隆. リハビリテーションと臨床栄養. Jpn J Rehabil Med 2011；48：270-81.
5) 若林秀隆, ほか. 入院患者における廃用症候群の低栄養の有無と原因. Jpn J Rehabil Med 2011；48（suppl）：5229.
6) 小澤恵子, ほか. MNA®による栄養評価のピットフォールの研究. 栄養-評価と治療 2012；29：20-3.

Part 3　Mini Nutritional Assessment

# 在宅虚弱高齢者における栄養状態と摂食嚥下障害リスクの関連

竹内研時[1]　Takeuchi, Kenji　　相田　潤[2]　Aida, Jun　　伊藤　奏[2]　Ito, Kanade
古田美智子[1]　Furuta, Michiko　　山下喜久[1]　Yamashita, Yoshihisa　　小坂　健[2]　Osaka, Ken

1) 九州大学 大学院歯学研究院 口腔保健推進学講座 口腔予防医学分野
2) 東北大学 大学院歯学研究科 口腔保健発育学講座 国際歯科保健学分野

第24回日本疫学会学術総会（2014）にて発表
Takeuchi K, Aida J, Ito K, Furuta M, Yamashita Y, Osaka K. Nutritional Status and Dysphagia Risk among Community-Dwelling Frail Older Adults. J Nutr Health Aging 2014; 18: 352-7 掲載

## 緒言

超高齢社会において，在宅高齢者に対する地域包括ケアの推進のため，歯科領域においても支援の在り方を考える必要性は高まっている．訪問診療を必要とする在宅虚弱高齢者はさまざまな健康上の問題を抱える者が多い．とくに，摂食嚥下障害は高齢者の多くが抱える問題であり[1]，食物や水分の摂取に影響を与えることから，栄養状態の低下につながると考えられている．また，栄養状態の低下は，病的状態や衰弱を招き，入院期間の延長や医療需要を高めることにつながる[2,3]．さらに，低栄養はADLの低下や死亡率の上昇の重要な予測因子であることも報告されている[4,5]．こうして，摂食嚥下障害は高齢者の健康状態低下の引き金となる可能性を秘めている．それゆえに，高齢者の栄養状態や摂食嚥下障害リスクの実態を把握することは重要である．そこで，本研究では在宅虚弱高齢者の栄養状態と摂食嚥下障害リスクの関連を検討することを目的とした．

## 方法

対象は65歳以上で意思疎通が可能で経口摂取を行っている在宅虚弱高齢者とした．全国769の郡市区歯科医師会の協力のもと，訪問歯科診療を行っている全国の歯科診療所に聞き取りおよび自記式のアンケート調査を依頼した．調査期間は平成24年1月から2月までとした．

調査項目について，栄養状態の評価にはMini Nutritional Assessment-Short Form (MNA®-SF)[6] を用い，低栄養（0～7点），低栄養のおそれあり（8～11点），栄養状態良好（12～14点）の3段階で評価した．摂食嚥下障害リスクの評価にはDysphagia Risk Assessment for the Community-dwelling Elderly (DRACE)[7] を用い，値が5点以上の場合を摂食・嚥下障害のリスクありと判定した．そのほかには，人口統計学的特性（性別，年齢，居住状態）や生活習慣（趣味の有無，喫煙状態，1日の食事回数），口腔の健康状態（咬合状態，プラーク量），全身の健康状態（呼吸器系疾患や糖尿病など全身疾患の既往歴）を調査した．

解析には，対象者の特性と低栄養の関連を検討するために$\chi^2$検定を用いた（**表1**）．また，低栄養と摂食嚥下障害リスクの関連を検討するために多変量対数二項回帰分析を行った（**表2**）．その際，従属変数には低栄養か否かを，独立変数には摂食嚥下障害リスクの有無を，共変量には性別と年齢以外に単変量分析で低栄養との関連が$p<0.20$で有意に認められた変数を用いた．

## 結果

42道県の548の歯科診療所から1,195名の回答を得た．要介護認定を受けていない138名

表1　対象者の特性別の低栄養の割合（n=874）

| | 総数（n=874） | 低栄養の割合（％） | p値 |
|---|---|---|---|
| 性別 | | | 0.889 |
| 　男性 | 345 | 24.3 | |
| 　女性 | 529 | 24.8 | |
| 年齢 | | | 0.873 |
| 　65～69歳 | 59 | 23.7 | |
| 　70～74歳 | 94 | 20.2 | |
| 　75～79歳 | 164 | 25.0 | |
| 　80～84歳 | 212 | 23.6 | |
| 　85～89歳 | 196 | 27.0 | |
| 　90歳以上 | 149 | 25.5 | |
| 居住状態 | | | 0.815 |
| 　独りで暮らしている | 192 | 24.0 | |
| 　誰かと住んでいる | 682 | 24.8 | |
| 趣味の有無 | | | 0.006 |
| 　あり | 151 | 15.9 | |
| 　なし | 714 | 26.5 | |
| 　欠損値 | 9 | | |
| 喫煙状態 | | | 0.657 |
| 　現在喫煙している | 19 | 15.8 | |
| 　過去に喫煙していた | 261 | 24.9 | |
| 　喫煙したことがない | 588 | 25.0 | |
| 　欠損値 | 6 | | |
| 1日の食事回数 | | | 0.083 |
| 　3回未満 | 44 | 13.6 | |
| 　3回以上 | 830 | 25.2 | |
| 咬合状態 | | | 0.667 |
| 　天然歯は10本以上で義歯を使用 | 248 | 23.8 | |
| 　天然歯は10本以上で義歯は未使用 | 206 | 26.7 | |
| 　天然歯は10本未満で義歯を使用 | 386 | 24.6 | |
| 　天然歯は10本未満で義歯は未使用 | 20 | 15.0 | |
| 　欠損値 | 14 | | |
| プラーク量 | | | 0.061 |
| 　多量 | 232 | 28.0 | |
| 　少量 | 451 | 25.5 | |
| 　ほとんどない | 167 | 18.0 | |
| 　欠損値 | 24 | | |
| 摂食嚥下障害リスクの有無 | | | 0.020 |
| 　あり | 514 | 27.4 | |
| 　なし | 360 | 20.6 | |
| 高血圧の既往 | | | 0.957 |
| 　あり | 294 | 24.5 | |
| 　なし | 580 | 24.7 | |
| 脳血管障害の既往 | | | 0.165 |
| 　あり | 252 | 27.8 | |
| 　なし | 622 | 23.3 | |
| 心疾患の既往 | | | 0.349 |
| 　あり | 144 | 21.5 | |
| 　なし | 730 | 25.2 | |
| 糖尿病の既往 | | | 0.494 |
| 　あり | 118 | 27.1 | |
| 　なし | 756 | 24.2 | |

（次ページにつづく）

（表1のつづき）

| | | | |
|---|---|---|---|
| 呼吸器系疾患の既往 | | | 0.413 |
| 　あり | 55 | 20.0 | |
| 　なし | 819 | 24.9 | |
| がんの既往 | | | 0.734 |
| 　あり | 41 | 26.8 | |
| 　なし | 833 | 24.5 | |
| 脂質異常症の既往 | | | 0.005 |
| 　あり | 38 | 5.3 | |
| 　なし | 836 | 25.5 | |

表2　対象者の特性と低栄養との関連

| | 有病率比<br>（95% 信頼区間） | p値 |
|---|---|---|
| 摂食嚥下障害リスクの有無（ref. なし） | 1.30　（1.01 ～ 1.67） | 0.045 |
| 性別（ref. 男性） | 1.11　（0.87 ～ 1.41） | 0.422 |
| 年齢（ref. 65 ～ 69 歳） | | |
| 　70 ～ 74 歳 | 0.77　（0.42 ～ 1.40） | 0.387 |
| 　75 ～ 79 歳 | 1.03　（0.61 ～ 1.72） | 0.915 |
| 　80 ～ 84 歳 | 0.96　（0.57 ～ 1.60） | 0.869 |
| 　85 ～ 89 歳 | 1.08　（0.65 ～ 1.78） | 0.777 |
| 　90 歳以上 | 1.02　（0.60 ～ 1.74） | 0.928 |
| 趣味の有無（ref. なし） | 0.67　（0.45 ～ 0.98） | 0.037 |
| 1日の食事回数（ref. 3 回未満） | 1.58　（0.75 ～ 3.34） | 0.232 |
| プラーク量（ref. ほとんどない） | | |
| 　多量 | 1.52　（1.03 ～ 2.24） | 0.037 |
| 　少量 | 1.39　（0.97 ～ 2.01） | 0.075 |
| 脳血管障害の既往（ref. なし） | 1.19　（0.93 ～ 1.53） | 0.164 |
| 脂質異常症の既往（ref. なし） | 0.22　（0.06 ～ 0.83） | 0.026 |

と，性，年齢，栄養状態，摂食嚥下障害リスクの項目のいずれかに欠損値が存在する183名を除いた874名のデータを解析に用いた．平均年齢は男性345名が80.7 ± 7.9歳，女性529名が82.9 ± 7.5歳であった．低栄養の者は215名（24.6%），低栄養のおそれありの者は589名（67.4%），栄養状態良好の者は70名（8.0%）であった．表1より，摂食嚥下障害リスクをもつ者は514名（58.8%）であり，もたない者に比べて低栄養である者が有意に多かった．また，趣味をもつ者はもたない者に比べて低栄養である者が有意に少なく，脂質異常症をもつ者もまたもたない者に比べて低栄養である者が有意に少なかった．

表2より，共変量を調整した多変量対数二項回帰分析の結果，摂食嚥下障害リスクをもつ者はもたない者に比べ，低栄養である割合が1.30倍有意に高いことがわかった（有病率比1.30；95%信頼区間1.01 ～ 1.67）．また，趣味をもつ者はもたない者に比べて低栄養である割合は有意に低く（有病率比0.67；95%信頼区間0.45 ～ 0.98），脂質異常症をもつ者もまたもたない者に比べて低栄養である割合が有意に低かった（有病率比0.22；95%信頼区間0.06 ～ 0.83）．さらに，プラーク量が多い者は少ない者に比べて低栄養である割合が有意に高かった（有病率比1.52；95%信頼区間1.03 ～ 2.24）．

## 考 察

 本研究より，在宅虚弱高齢者において摂食嚥下障害が低栄養と有意に関連することが示唆された．また，この関連は共変量を調整したうえでも認められた．さらに，在宅虚弱高齢者の約9割が低栄養または低栄養リスクの状態であることも明らかとなった．

 本研究は，先行研究と同様に，在宅高齢者において摂食嚥下障害を有する者は低栄養である割合が高いという傾向がみられた[8, 9]．しかし，先行研究に比べて低栄養の存在率は高かった[10]．この原因として，本研究の対象者が歯科の訪問診療を受診していることから，在宅高齢者のなかでも比較的ADLのレベルが低い可能性があげられる．先行研究では，ADLの低下は低栄養リスクの上昇と有意に関連することが報告されている[11, 12]．

 本研究は，摂食嚥下障害リスク以外にもいくつかの変数にて栄養状態との関連が認められた．とくに，口腔内のプラーク量が低栄養と有意に関連していたことは，口腔ケアという観点からも，清潔の保持への配慮の必要性を再認識させる結果となった．過去にも，プラークスコアを用いた口腔衛生状態の評価と低栄養との関連は報告されており[13]，本研究の結果は口腔衛生状態の低下した状態にある高齢者は栄養の摂取が減少し，次第に低栄養へと近づくという見解を支持するものであった．

 また，公衆衛生的観点からも，在宅虚弱高齢者の約9割が低栄養または低栄養リスクの状態であることは，高齢者の栄養状態の低下を早期発見することが医療制度における重点課題であることを示唆している．DRACEを用いた摂食嚥下障害リスクの判定は栄養状態低下の予測因子となる可能性があり，摂食嚥下障害リスクをもつ者の栄養状態に注視することは，地域在住高齢者の低栄養の予防につながると考えられる．

 さらに，摂食嚥下障害リスクをもつ者が対象者の半数以上に及んだことは，摂食嚥下障害のスクリーニングツールとしてのDRACEの常用を支持する結果となった．普段から地域在住高齢者の摂食嚥下障害のスクリーニングを行っておくことは，医療従事者のみならず介護者にとっても健康管理システム上の重要な責務といえる．DRACEは，医療従事者はもちろんのこと，介護に携わるあらゆる者にとって簡単に利用することが可能で，この点はまさにスクリーニングを行ううえでの実用面での利点といえる．

 本研究はいくつかの欠点もまた含んでいる．第一に，本研究は横断研究であり，因果関係についての推論を導くことはできない．そのため，今後は縦断もしくは介入研究によって，在宅高齢者の摂食嚥下障害と低栄養の因果関係を明らかにすることが必要となる．つぎに，収入や教育歴や職業といった社会経済状態にまつわる変数が解析に含まれていないことが欠点としてあげられる．地域在住高齢者を対象としたいくつかの先行研究では，社会経済状態が栄養状態とかかわることが報告されている[14, 15]．そのうちの1つでは，教育歴がMNA®のスコアと有意な関連を示している[14]．最後に，本研究の対象者の特徴が本研究の結果の解釈に影響を与える可能性を指摘する．すでに述べたように，本研究の対象者は一般的な在宅高齢者よりもADLのレベルが低い可能性があり，本研究の結果をわが国の在宅高齢者の状況として一般化する際には，注意が必要である．しかし，それと同時に日本全国から集められたこの比較的大きなサンプルは外的妥当性を保つものであり，その点では本研究における長所とも表現することができる．

## 結 論

 本研究より，地域在住の虚弱高齢者のほとんどが低栄養もしくは低栄養リスクの状態であることがわかった．さらに，摂食嚥下障害の存在によっ

て低栄養の割合も高まることが確認された．このことは，摂食嚥下障害が高齢者の栄養状態の低下を予測する重要な因子である可能性を示唆している．

**参考文献**

1) Kawashima K, Motohashi Y, Fujishima I. Prevalence of dysphagia among community-dwelling elderly individuals as estimated using a questionnaire for dysphagia screening. Dysphagia 2004; 19: 266-71.
2) Agarwal E, Ferguson M, Banks M, et al. Malnutrition and poor food intake are associated with prolonged hospital stay, frequent readmissions, and greater in-hospital mortality: results from the Nutrition Care Day Survey 2010. Clin Nutr 2013; 32: 737-45.
3) Martyn CN, Winter PD, Coles SJ, Edington J. Effect of nutritional status on use of health care resources by patients with chronic disease living in the community. Clin Nutr 1998; 17: 119-23.
4) Okamura T, Hayakawa T, Hozawa A, et al. Lower levels of serum albumin and total cholesterol associated with decline in activities of daily living and excess mortality in a 12-year cohort study of elderly Japanese. J Am Geriatr Soc 2008; 56: 529-35.
5) Persson MD, Brismar KE, Katzarski KS, et al. Nutrition status using mini nutritional assessment and subjective global assessment predict mortality in geriatric patients. J Am Geriatr Soc 2002; 50: 1996-2002.
6) Kaiser MJ, Bauer JM, Ramsch C, et al. MNA-International Group. Validation of the Mini Nutritional Assessment short-form (MNA-SF): a practical tool for identification of nutritional status. J Nutr Health Aging 2009; 13: 782-8.
7) Miura H, Kariyasu M, Yamasaki K, Arai Y. Evaluation of chewing and swallowing disorders among frail community-dwelling elderly individuals. J Oral Rehabil 2007; 34: 422-7.
8) Kikutani T, Yoshida M, Enoki H, et al. Relationship between nutrition status and dental occlusion in community-dwelling frail elderly people. Geriatr Gerontol Int 2013; 13: 50-4.
9) Furuta M, Komiya-Nonaka M, Akifusa S, et al. Interrelationship of oral health status, swallowing function, nutritional status, and cognitive ability with activities of daily living in Japanese elderly people receiving home care services due to physical disabilities. Community Dent Oral Epidemiol 2013; 41: 173-81.
10) Guigoz Y. The Mini Nutritional Assessment (MNA) review of the literature——What does it tell us? J Nutr Health Aging 2006; 10: 466-85.
11) van Bokhorst-de van der Schueren MA, Lonterman-Monasch S, de Vries OJ, et al. Prevalence and determinants for malnutrition in geriatric outpatients. Clin Nutr 2013; May 17; pii: S0261-5614(13) 00146-5.
12) Rodriguez-Tadeo A, Wall-Medrano A, Gaytan-Vidaña ME, et al. Malnutrition risk factors among the elderly from the US-Mexico border: the "one thousand" study. J Nutr Health Aging 2012; 16: 426-31.
13) Solemdal K, Sandvik L, Møinichen-Berstad C, et al. Association between oral health and body cell mass in hospitalised elderly. Gerodontology 2012; 29: e1038-44.
14) Aliabadi M, Kimiagar M, Ghayour-Mobarhan M, et al. Prevalence of malnutrition in free living elderly people in Iran: a cross-sectional study. Asia Pac J Clin Nutr 2008; 17: 285-9.
15) Ball K, Crawford D. Socioeconomic status and weight change in adults: a review. Soc Sci Med 2005; 60: 1987-2010.

\* \* \*

Part 3　Mini Nutritional Assessment

# 在宅療養高齢者における口腔の健康状態が生活機能に及ぼす影響

古田美智子[1]　Furuta, Michiko
嶋崎義浩[1]　Shimazaki, Yoshihiro
木下俊則[3]　Kinoshita, Toshinori
山下喜久[1]　Yamashita, Yoshihisa

秋房住郎[1,2]　Akifusa, Sumio
足立宗久[3]　Adachi, Munehisa
菊谷　武[4]　Kikutani, Takeshi

1) 九州大学大学院歯学研究院　口腔保健推進学講座口腔予防医学分野
2) 九州歯科大学　口腔保健学科健康管理学講座
3) 社団法人糸島歯科医師会
4) 日本歯科大学大学院　生命歯学研究科臨床口腔機能学

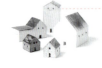
第61回日本口腔衛生学会（2012）にて発表

## 緒　言

　わが国の65歳以上の高齢者人口の割合は2013年に25.0%となり，2025年に30.3%，2060年に39.9%に増加するとされている[1]．当然のことではあるが，高齢者の数が増えるにつれ，寝たきりや認知症などによって長期的な介護を必要とする高齢者も増加している．厚生労働省の報告によると，要介護認定者数は，2000年の218万人から，2011年に2.4倍の約531万人に増加している[2]．また，認定状況の変化を2年間追跡した調査によると，半数以上の者が要介護度が悪化あるいは死亡していた[3]．これは，一度要介護状態になると，自立した生活を行えるまでに回復することはとうていむずかしいことを示している．要介護高齢者にとっては，入浴，身支度，歩行などのような日常生活動作（Activities of Daily Living；ADL）が，現状よりもさらに悪化しないように対策を考えることは重要である．

　これまでの研究で，低栄養や認知機能低下がADLを低下させることがわかっている[4,5]．また低栄養が認知機能低下に関連し[4]，栄養および認知機能は口腔の健康状態や嚥下機能と関係することが報告されている[6]．しかし，これらの研究は，2要因間の直接的な関係にのみ焦点を当てており，低栄養や認知機能低下，口腔の健康状態や嚥下機能の低下といった要因をすべて考慮し，これらの要因がどのようにADLの低下に影響するのかを包括的に評価していない．ADLの低下はさまざまな要因が複雑に関係して生じるため，ADLの低下をもたらす要因の相互作用を検討する必要がある．

　さらに，口腔の健康状態と低栄養，ADL低下の関係を調べた調査は，施設や病院に入所・入院している高齢者を対象にしたものが多く[6,7]，在宅療養高齢者を対象にした調査はほとんどない．そこで本研究では，60歳以上の在宅療養要介護者を対象とし，口腔の健康状態（現在歯数，義歯の使用の有無）と嚥下機能，栄養状態，認知機能，ADLとの関連性を検討することを目的とした．

## 方　法

　本研究は，2010年11月から2011年2月

に，福岡県内の2つの中規模の自治体で実施された．研究対象者は，居宅介護支援事業所を介して在宅介護サービスを利用している60歳以上の者とした．実施にあたり，参加者やその家族に調査の説明をし，同意が339名から得られた．このうち，欠損データのない286名（男性75名，女性211名，平均年齢84.5歳）を分析対象とした．

口腔の健康状態と嚥下機能は歯科衛生士が評価した．口腔の健康状態は，現在歯数（残根歯を含む）と義歯の使用の有無を評価した．嚥下機能は，Zennerら[8]の方法を一部改正し，3 m$l$の水を嚥下したときに咽頭相において産生される音を聴診器で聞く非侵襲的な方法（頸部聴診法）によって判定した．嚥下後の音が澄んでいる場合，嚥下機能は正常と評価した．嚥下後，喘鳴，咳，咳払いが聴き取れた場合，あるいは嚥下が繰り返された場合は，嚥下障害と評価した．

ADL，認知機能，栄養状態，および全身疾患は，居宅介護支援事業所の職員が各指標の評価基準にもとづいて評価した．ADLはBarthel Index[9]にて，認知機能はClinical Dementia Rating (CDR)[10]，全身疾患はCharlson Comorbidity Index[11]で評価した．栄養状態はMini Nutritional Assessment-Short Form（MNA®-SF）を用いて評価した[12]．MNA®-SFは，BMIを測定できない場合，代わりにふくらはぎの周囲長で評価することが可能としている．栄養状態は，MNA®-SFにより0～7点は低栄養，8～11点は低栄養のおそれあり，12～14点は栄養状態が良好の3段階に評価した．

統計解析として，測定変数間の二変量解析は$\chi^2$検定，Fisher正確確率検定，t検定，一元配置分散分析（ANOVA）を用いた．ADLの低下をもたらす要因間の相互作用を検証するため，統計解析ソフトのM-plusを用いてパス解析をした．パス解析は，回帰分析を複数回行わなくても，単一のモデル内で従属変数を複数設定することができ，多要因の複雑な関係を調べる際に用いることができる．さらに，パス解析は，横断研究のデータであっても因果関係を推定したモデルを検証することができる．p値が0.05未満であった場合を統計的有意差ありとした．

## 結果

20歯以下で義歯の不使用者は47人（全体の16.4%），20歯以下で義歯使用者は185人（64.7%），21歯以上は54人（18.9%）であった．また，嚥下障害がある者は89人（31.1%），低栄養者は40人（14.0%），認知障害が重度の者は61人（21.3%）であった．

**表1**に口腔の健康状態（現在歯数と義歯使用の有無）と嚥下機能，栄養状態，認知機能，ADLとの関係を示した．現在歯数0～20歯で義歯の使用がない者は，現在歯数21歯以上の者あるいは義歯を使用している者より嚥下障害が多く，栄養状態，認知機能およびADLが低下していた．嚥下障害がある者は，嚥下機能が正常の者よりADLが低く，低栄養や重度の認知障害がある者が多かった（**表2**）[13]．

パス解析の結果は以下①～⑨の内容であった（**図1**）[13]．

① 「年齢」と「性別」→「現在歯数」；加齢によって現在歯数が少なくなり（$\beta$[標準化係数]=−0.36），女性は男性よりも現在歯数が少なかった（$\beta$=−0.14）．

② 「現在歯数」→「義歯の使用の有無」；現在歯数が少ないほど，義歯を使用していた（$\beta$=−0.79）．

③ 「現在歯数」と「義歯の使用の有無」→「嚥下機能」；現在歯数が多い，または現在歯数が少なくても義歯を使用していると，より正常な嚥下機能を有していた（それぞれ$\beta$=0.78, 0.81）．

④ 「性別」→「嚥下機能」；女性がより正常な嚥下機能を有している傾向がみられた（$\beta$=0.22）．

表1 口腔の健康状態とADL，認知機能，栄養状態の関係

|  | 0～20歯<br>義歯なし<br>(n = 47) | 0～20歯<br>義歯あり<br>(n = 185) | ＞20歯<br>(n = 54) | p値 |
|---|---|---|---|---|
| 年齢* | 85.5 ± 7.7 | 85.7 ± 7.2 | 79.5 ± 8.4 | < 0.001 |
| 女性 | 33 (70.2) | 148 (80.0) | 30 (55.6) | 0.001 |
| 嚥下障害あり | 23 (48.9) | 51 (27.6) | 15 (27.8) | 0.016 |
| ADL (Barthel Index)* | 44.9 ± 30.6 | 60.6 ± 25.5 | 63.9 ± 29.1 | 0.001 |
| 栄養状態 |  |  |  | 0.020 |
| 　良好 (12～14点) | 8 (17.0) | 57 (30.8) | 23 (42.6) |  |
| 　低栄養のおそれあり (8～11点) | 27 (57.4) | 106 (57.3) | 25 (46.3) |  |
| 　低栄養 (0～7点) | 12 (25.5) | 22 (11.9) | 6 (11.1) |  |
| 認識機能障害 (CDR) |  |  |  | 0.007 |
| 　なし／疑い | 9 (19.1) | 53 (28.6) | 20 (37.0) |  |
| 　軽度／中等度 | 19 (40.4) | 97 (52.4) | 27 (50.0) |  |
| 　重度 | 19 (40.4) | 35 (18.9) | 7 (13.0) |  |
| 全身疾患<br>(Charlson Comorbidity Index)* | 1.2 ± 0.8 | 1.4 ± 1.2 | 1.7 ± 1.3 | 0.062 |

n (%)，$\chi^2$検定，ANOVA，*平均値 ± 標準偏差

表2 嚥下障害とADL，認知機能，栄養状態の関係

|  | 嚥下障害あり<br>(n = 89) | 嚥下障害なし<br>(n = 197) | p値 |
|---|---|---|---|
| 年齢* | 84.5 ± 8.6 | 84.5 ± 7.5 | 0.991 |
| 女性 | 55 (61.8) | 156 (79.2) | 0.002 |
| ADL (Barthel Index)* | 42.8 ± 28.3 | 65.8 ± 24.3 | < 0.001 |
| 栄養状態 |  |  | < 0.001 |
| 　良好 (12～14点) | 16 (18.0) | 72 (36.5) |  |
| 　低栄養のおそれあり (8～11点) | 52 (58.4) | 106 (53.8) |  |
| 　低栄養 (0～7点) | 21 (23.6) | 19 (9.6) |  |
| 認識機能障害 (CDR) |  |  | < 0.001 |
| 　なし／疑い | 32 (36.0) | 60 (30.5) |  |
| 　軽度／中等度 | 35 (39.3) | 108 (54.8) |  |
| 　重度 | 22 (24.7) | 29 (14.7) |  |
| 全身疾患 (Charlson Comorbidity Index)* | 1.4 ± 1.1 | 1.4 ± 1.2 | 0.976 |

n (%)，$\chi^2$検定，t検定，*平均値 ± 標準偏差

⑤「認知機能」→「義歯の使用の有無」と「栄養状態」；認知機能が正常であるほど義歯を使用しており，また，栄養状態が良好であった（それぞれ$\beta$ = 0.23，0.34）．

⑥「嚥下機能」→「栄養状態」；嚥下機能がより正常であるほど栄養状態が良好であった（$\beta$ = 0.25）．

⑦「嚥下機能」，「認知機能」，「栄養状態」→「ADL」；嚥下機能や認知機能がより正常，または栄養状態がより良好であるほどADLが高かった（それぞれ$\beta$ = 0.33，0.26，0.35）．

⑧「全身疾患」→「ADL」；全身疾患がより多く併存していると，ADLが低かった（$\beta$ = -0.10）．

⑨「年齢」，「性別」，「全身疾患」，および「認知機能」の間での相関；年齢，認知機能，性別，全身疾患は相互に相関していた．一方，現在歯数や義歯の使用の有無は，栄養状態やADLに対して直接的な関連は認められなかった．

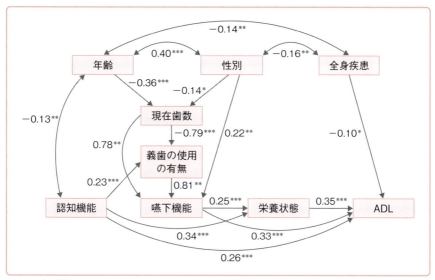

図1 パス解析のモデル
双方向の矢印は相関を示す．矢印の方向は原因→結果を示す．標準化係数はすべて有意である（*p < 0.05, **p < 0.01, ***p < 0.001）．数字は標準化係数で，1 に近いほど影響が強い．モデル適合度は GFI 0.995, CFI 0.989, RMSEA 0.037（GFI と CFI が 1 に近い，RMSEA が 0.05 未満だと適合度がよい）．
「年齢」「全身疾患（Charlson Comorbidity Index）」，「栄養（MNA®-SF）」，「現在歯数」，「ADL（Barthel Index）」は連続変数である．「性別（1＝男，2＝女）」，「義歯の使用の有無（0＝義歯使用なし，1＝義歯使用あり）」，「嚥下機能（0＝嚥下障害 1＝嚥下機能正常）」，「認知機能（1＝重度の認知障害，2＝中等度認知障害，3＝軽度の認知障害，4＝認知障害の疑い，5＝認知障害なし）」はカテゴリー変数や順序変数である．

## 考察

本研究は，在宅療養要介護者において，口腔の健康状態や認知機能が嚥下機能と栄養状態を介してADLに影響を及ぼすことをパス解析にて示した．パス解析は，横断調査のデータであっても因果関係を推定したモデルを構築し解析する手法であり，本研究においても，ADLに関連するさまざまな要因間の関係について因果的推論を行った．横断的研究デザインでは，因果関係の逆転を否定することはできないため，さらなる縦断的研究が不可欠であるが，本研究と先行研究の結果にもとづいて，ADLの低下に至る経路を以下のように考察することができる．

現在歯数が少なくなると義歯を使用することになるが，重度の認知機能障害であると，歯科医院を受診するのが困難になるなどして，義歯を使用しなくなる．現在歯数が少ない状態で義歯を使用しないと咀嚼が困難となり，これは嚥下障害につながる．嚥下障害によって，食事量を十分にとることができず，必要な栄養を摂取できず低栄養を引き起こす可能性がある．同様に，認知機能障害は，食物を口に運ぶなどといった動作ができないことで，低栄養につながると考えられる．続いて，低栄養や認知機能障害は，筋力や身体能力の低下に関係し，ADLに直接影響を与える[5]．また，嚥下障害は誤嚥性肺炎などの観点からADLに影響を与えると考えられる[7]．本研究では口腔の健康状態は，間接的にADLに影響していたが，口腔の健康状態は嚥下機能と比較的強く関係しているため無視することはできない．高齢者のADLの低下に関連するさまざまな要因を理解することは，高齢者のADLの維持・増進を目的とした対策を多面的に考えていく際に重要である．

**参考文献**

1) 国立社会保障・人口問題研究所. 日本の将来推計人口（平成24年1月推計）
   http://www.ipss.go.jp/syoushika/tohkei/newest04/gh2401.pdf
2) 厚生労働省. 介護保険事業状況報告（年報）平成23年度
   http://www.jili.or.jp/lifeplan/lifesecurity/nursing/1.html
3) 厚生労働省. 認定状況の変化.
   http://www.mhlw.go.jp/topics/kaigo/kentou/15kourei/zuhyou8.html
4) Odlund Olin A, Koochek A, Ljungqvist O, Cederholm T : Nutritional status, wellbeing and functional ability in frail elderly service flat residents. Eur J Clin Nutr 2005 ; 59 : 263-70.
5) Stuck AE, Walthert JM, Nikolaus T, et al. Risk factors for functional status decline in community-living elderly people: a systematic literature review. Soc Sci Med 1999 ; 48 : 445-69.
6) Dion N, Cotart JL, Rabilloud M. Correction of nutrition test errors for more accurate quantification of the link between dental health and malnutrition. Nutrition 2007 ; 23 : 301-7.
7) Cabre M, Serra-Prat M, Palomera E, et al. Prevalence and prognostic implications of dysphagia in elderly patients with pneumonia. Age Ageing 2010 ; 39 : 9-45.
8) Zenner PM, Losinski DS, Mills RH. Using cervical auscultation in the clinical dysphagia examination in long-term care. Dysphagia 1995 ; 10 : 27-31.
9) Mahoney FI, Barthel DW. FUNCTIONAL EVALUATION : THE BARTHEL INDEX. Md State Med J 1965 ; 14 : 61-65.
10) Morris JC. The Clinical Dementia Rating（CDR）: current version and scoring rules. Neurology 1993 ; 43 : 2412-4.
11) Gosney MA. Clinical assessment of elderly people with cancer. Lancet Oncol 2005 ; 6 : 790-7.
12) Kaiser MJ, Bauer JM, Ramsch C, et al. Validation of the Mini Nutritional Assessment short-form（MNA-SF）: a practical tool for identification of nutritional status. J Nutr Health Aging 2009 ; 13 : 782-8.
13) Furuta M, Komiya-Nonaka M, Akifusa S, et al. Interrelationship of oral health status, swallowing function, nutritional status, and cognitive ability with activities of daily living in Japanese elderly people receiving home care services due to physical disabilities. Community Dent Oral Epidemiol 2013 ; 41 : 173-81.

＊　　　＊　　　＊

# 高齢者の健康調査に用いた BMI の算出方法の比較について

棚町祥子[1] Tanamachi, Syoko
辻　雅子[3] Tsuji, Masako
酒元誠治[4] Sakemoto, Seiji
山崎あかね[2] Yamazaki, Akane
甲斐敬子[4] Kai, Keiko

1) 宮崎県栄養士会栄養ケアステーション
2) 山口県立大学看護栄養学部 栄養学科
3) 人間総合科学大学人間科学部　健康栄養学科
4) 南九州大学健康栄養学部　管理栄養学科
（所属は発表時のもの）

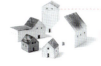
第60回日本栄養改善学会（2013）にて発表

## 目的

高齢者のアセスメント指標として BMI は重要な位置を占めているが，高齢者の身長を正確に計測することは困難である．今回，高齢者に対する食介入研究時に身長と体重の計測から求めた BMI（算出 BMI），膝高から宮澤の身長推計式と実測体重から求めた BMI（宮澤 BMI），ふくらはぎ周囲長（CC）から BMI を求める方法（棚町 BMI）の3種類について検討を行った．

## 方法

平成23年度に南九州大学管理栄養学科公衆栄養学研究室が実施した「高齢者に対する食介入研究事業」の健診時に，身長と体重の実測，膝高計を用いた膝高の計測，ネスレの CC メジャーを用いた CC の計測を行った．なお，CC 54 cm 未満 BMI 30 未満に用いる棚町 BMI は，BMI = $0.73109 \times CC - 3.611$ を用い，3群間の比較には一元配置の分散分析を実施後にシェフェの多重比較を行った．

## 結果

対象者は42名（男18名，女24名）で平均年齢 $78.8 \pm 3.8$ 歳であった．基本統計では，算出 BMI（n=42）は $23.6 \pm 2.8$，宮澤 BMI（n=41）は $23.5 \pm 2.9$，棚町 BMI（n=42）は $21.9 \pm 2.4$ であった．分散分析では $p=0.0001$ で有意差が認められた．シェフェの多重比較では，算出 BMI と宮澤 BMI 間で $p=0.9895$，算出 BMI と棚町 BMI 間で $p=0.0005$，宮澤 BMI と棚町 BMI 間で $p=0.0008$ であった．なお，高齢者では変わらないと思われる身長，膝高について，測定誤差をみるために2カ月ごとに3回計測を行った結果を分散分析した結果，有意差は認められなかった．

## 考察

宮澤の式は，実測身長と類似した値を取るために算出 BMI と宮澤 BMI 間に差が認められなかったと考えた．棚町 BMI は，55歳以下の身長が正確に計ることができると思われる集団から算出された回帰式から求められたものであり，浮腫等がない場合には，CC メジャーだけで計測できるという利点があると考えている．

Part 3　Mini Nutritional Assessment

# 在宅医療支援病棟に入院した在宅認知症患者の総合的機能評価

国立長寿医療研究センター在宅連携医療部　**三浦久幸** Miura, Hisayuki

第54回日本老年医学会学術集会（2012）にて発表

## はじめに

　在宅療養中の認知症患者，ことに訪問診療（狭義の在宅医療）を受けている認知症患者の属性や在宅療養継続に関する阻害・促進要因については，これまでまとまった報告はない．このため，本研究は国立長寿医療研究センターにおいて，日ごろ訪問診療を受けている患者の入・退院支援をモデル的に行っている「在宅医療支援病棟」に入院した認知症患者を対象に調査し，最終的には認知症患者の在宅療養継続に関する阻害・促進要因を明らかとすることをこの目的とした．これまでの調査で「在宅医療支援病棟」入院患者のうち，認知症合併割合やその特徴を中心に評価を行ってきたが，これまでの狭義の在宅患者についての総合的機能評価等，包括的評価についての報告はほとんど行われておらず，在宅認知症患者の特異的病態についてはさらに客観的データを蓄積する必要がある．この研究では，在宅医療を受けている患者に対する生活自立度（ADL），栄養評価，意欲等の総合的機能評価（Comprehensive Geriatric Assessment：CGA）を行い，認知症の有無による比較検討を行った．

## 研究方法

　2011年6月から12月までに当センター在宅医療支援病棟に入院した患者のうち，検査の同意を得られた120人に対して，属性，ADL（Barthel Index），IADL（Lawton Index），Vitality Index（VI），栄養評価（MNA®-SF），神経心理症状（NPI-Q），介護負担感（ZBI），MMSE，GDS15，VASを問診・検査した．属性は電子カルテ情報，ADL，IADL，VI，栄養評価，神経心理症状は介護者への質問用紙により情報収集した．MMSE，GDS15，VASは検査者による本人への問診形式で行った．

　本研究は本人，家族の同意のもとで行い，厚生労働省の臨床研究の倫理指針に従って個人情報保護を徹底した．無記名で，かつ個人データを特定できないようナンバリングしたもののみ扱うことで研究に倫理的配慮を行った．

## 研究結果

　2011年6〜12月までで研究同意を得られた在宅医療支援病棟への入院件数は計120件であった．のべ患者の平均年齢77.5（±12.6）歳，性別（男性：女性）は68：52であった．120名の入院患者のうち，主たる基礎疾患は神経・筋疾患29名（26.7％），悪性腫瘍21.7％，脳血管障害14.2％，認知症11.7％，その他25.7％であった（**表1**）．一方，認知症合併の在宅医療を受けている患者を認知症高齢者の日常生活自立度で評価すると，69名（57.5％）がレベルⅡ〜Mを示しており，半数以上で他疾患に認知症あるいは高次脳機能障害を合併していた（**図1**）．認知症生活自立度のⅡ〜Mを「認知

### 表1 在宅医療支援病棟に入院した在宅患者の属性 (2011年6〜12月調査)

n=120

| | |
|---|---|
| 年齢（歳） | 77.5（±12.6） |
| 性別（男性：女性） | 68：52：00 |
| 入院形態（緊急：予約：復帰） | 55：49：16 |
| 基礎疾患（％） | |
| 　神経・筋疾患 | 26.70 |
| 　悪性腫瘍 | 21.70 |
| 　脳血管障害 | 14.20 |
| 　認知症 | 11.70 |
| 　その他 | 25.70 |
| 認知症生活自立度II以上（％） | 69（57.5） |

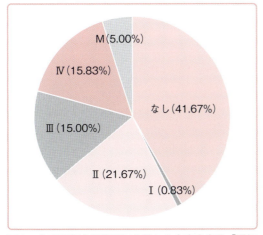

図1 在宅医療支援病棟に入院した在宅患者の「認知症高齢者の日常生活自立度」(2011年6〜12月調査)

症あり」として認知症の有無によるCGA各項目の有意差検定を行った（**表2**）．「認知症あり」例では寝たきり度B, Cの割合（62.3 vs 56.8%），要介護度3以上の割合（88.4 vs 55.7%）とも「認知症なし」例よりも高く，IADL男性（0.3±0.7 vs 1.3±1.5），VI（4.5±2.4 vs 6.6±2.8），MNA®-SF（4.8±2.7 vs 6.2±2.9）は「認知症あり」例で有意（P<0.05）に低下していた．また，ADL, IADL女性は低下傾向，ZBI, NPI-Qは高い傾向にあった．本人問診によるMMSE, GDS15, VASは検査不能例が多く，実施率は全体の10%程度で統計学的な群間比較には耐えられない状況であった．

## 考察

2010年度研究と同様，2011年度研究でも国立長寿医療研究センター入院患者のうち，訪問診療を受けている在宅患者を検討した結果，およそ半数が認知症あるいは高次脳機能障害を合併していた．今年度のCGA評価により，認知症合併の在宅患者のほとんどは，認知症非合併症例より寝たきり度，要介護度ともに高い症例が多く，こ

### 表2 在宅医療支援病棟に入院した在宅患者の総合的機能評価（認知症生活自立度の違いによる比較）(2011年6〜12月調査)

| | 寝たきり度 B,C 割合 | 要介護度3以上 | BMI | 老年症候群数 | Barthel Index | IADL（男） | IADL（女） |
|---|---|---|---|---|---|---|---|
| 認知症生活自立度II以上（69名）認知症あり | 62.30% | 88.40% | 17.3±3.6 | 6.9±4.0 | 18.5±27.0 | 0.3±0.7 | 0.4±1.2 |
| 認知症生活自立度I以下（51名） | 56.80% | 55.70% | 18.0±4.3 | 8.3±4.7 | 28.5±34.4 | 1.3±1.5 | 1.1±1.3 |
| 有意確率 | NS | NS | NS | NS | NS | p<0.05 | NS |

| | Vitality Index | MNA-SF | Zarit BI | NPI-Q | MMSE | GDS | VAS |
|---|---|---|---|---|---|---|---|
| 認知症生活自立度II以上（69名）認知症あり | 4.5±2.4 | 4.8±2.7 | 32.9±17.6 | 6.9±4.3 | 検査不能例多い | 検査不能例多い | 検査不能例多い |
| 認知症生活自立度I以下（51名） | 6.6±2.8 | 6.2±2.9 | 29.9±14.4 | 5.2±4.4 | 検査不能例多い | 検査不能例多い | 検査不能例多い |
| 有意確率 | p<0.05 | p<0.05 | NS | NS | — | — | — |

| | 年齢 | 性別（女） | |
|---|---|---|---|
| 認知症生活自立度II以上（69名） | 80.8±10.1 | 34 | NS |
| 認知症生活自立度I以下（51名） | 72.9±14.3 | 18 | |

の傾向は男性のIADLにも有意に反映されていた．また，在宅患者全体が，意欲低下傾向，低栄養傾向を示したが，認知症合併症例ではさらに意欲低下，低栄養が問題になる状況が明らかとなった．統計学的有意差こそなかったが，認知症の存在にともなう神経心理症状により，介護負担感も高くなる傾向を認めた．一方，本人への直接の検査（MMSE, GDS, VAS）は，重度認知機能低下や全身状態の悪化にともなう検査不能例が多く，在宅患者全体を包括的に評価する指標としては不適切で，実践的には介護者，病棟スタッフによる客観的な評価がより適切であろうと考えられた．

本研究で在宅患者のうち認知症合併症例では，とくに低ADL, 意欲低下，低栄養への対応が重要であることが明らかとなった．今後はこのCGA結果をもとに，低栄養等への早期の適切な予防・介入法と，より簡略化した形での総合的評価指標の構築が必要と思われる．

## 4 結 論

在宅医療を受けている患者の半数以上が認知症を合併していた．CGA評価により，認知症合併症例では低ADL, 意欲低下，低栄養への対応がより重要であることが示された．本研究における栄養評価にはMNA®-SFを用いたが，在宅患者の栄養評価には有用であると考えられた．

【謝　辞】本論文は平成23, 24年度長寿医療研究開発費の助成を受け，実施した研究結果をもとに記載している．

\*　　　\*　　　\*

# MNA®-SF 記載マニュアル

簡易栄養状態アセスメント（MNA®）は低栄養のリスクにある65歳以上の高齢者に用いる栄養アセスメントツールです．

- このMNA®記載マニュアルはMNA®を利用する方が正確にまた矛盾なく記載できるよう作成しました．
- このマニュアルではMNA®の各項目の解説およびスコアを割り付けるための解説をします．
- MNA®でスクリーニングおよびアセスメントを開始する前に，用紙の上部に対象者の情報を記入します．
  ①氏名，②性別，③年齢，④体重，⑤身長，そしてアセスメントを実施した日にちも忘れずに記入します．
- 体重はより正確に測定するために，対象者の靴や重い衣服は脱いでいただきます．
- 身長は身長計を利用し測定します．対象者が寝たきりで身長計での計測が困難な場合には，膝高またはDemispanを測定します．

## スクリーニング

■ アセスメントをはじめる前に
- アセスメント欄の□に適切な数値を記入し，それらを加算します．
- 11ポイント以下の場合，次の項目に進み，総合評価値を算出します．

## 🔑 キーポイント

① 陰影のついた部分の提案を参考に質問A〜Eを対象者にたずねます．
② 対象者が質問に答えられない場合は介護者に答えてもらいます．
③ 対象者の記録または専門的判断を利用して質問に答えます．

| A 過去3ヶ月間に食欲不振，消化器系の問題，そしゃく・嚥下困難などで食事量が減少しましたか？ |
|---|
| 0 = 著しい食事量の減少 |
| 1 = 中等度の食事量の減少 |
| 2 = 食事量の減少なし |

- 対象者および介護者へは以下のように質問します．

「過去3ヶ月間の食事量が普段に比べ減少しましたか？」

- もしそうであれば，以下の3点を確認します．
  1. 食欲はどうだったか？
  2. 噛むことはできるか？
  3. 飲み込みはスムーズか，ムセなどないか？

- 食事の量が減少していれば，非常に減少したか，わずかな減少かを確認し，スコアを記載します．

| B 過去3ヶ月で体重の減少がありましたか？ |
|---|
| 0 = 3kg以上の減少 |
| 1 = わからない |
| 2 = 1〜3kgの減少 |
| 3 = 体重減少なし |

- 過去3ヶ月間での体重の変化を対象者または介護者にたずねます．または医療記録を確認します．

- たずねる場合には

「減量していないのに，体重が減少しましたか？」

「どのくらい体重が減少しましたか？」

　などと質問し，わかる場合には3kg以上の減少かまたはそれ以下かを確認します．

＊体重減少の項目は重要であり除外されるとMNAの感度が低くなるので，対象者が肥満の場合であっても体重減少についてたずねることは重要です．

\* ダイエットによる体重減少であってもそのまま評価します．

**C　自力で歩けますか？**
　0 = 寝たきりまたは車椅子を常時使用
　1 = ベッドや車椅子を離れられるが，歩いて外出はできない
　2 = 自由に歩いて外出できる

- 活動性について対象者または介護者にたずねる．または記録を調べます．
「ベッドまたは車椅子を常時使用しているか，離れることはできるか？」
- さらには「自力で歩いて外出できるか？」をたずねます．

**D　過去3ヶ月間で精神的ストレスや急性疾患を経験しましたか？**
　0 = はい
　2 = いいえ

- 対象者の精神的ストレスや急性の疾患の有無について確認します．
「最近，身内の方にご不幸があったりしましたか？」
「最近，病気をしましたか？」
「引っ越しなどをしましたか？」
などとたずね，確認します．

**E　神経・精神的問題の有無**
　0 = 強度認知症またはうつ状態
　1 = 中程度の認知症
　2 = 精神的問題なし

- 医療記録や施設スタッフ，介護者から対象者の神経・精神的問題（認知症など）について確認します．
- 対象者が応答することができない場合（認知症など），または対象者が混乱している場合，対象者の個人的介護者または専門介護者に次の質問に答えてもらうか，対象者の答えが正確かどうか調べてもらいます．
- 確認のための質問項目は
　A：食事量　B：体重減少　C：活動性　D：精神的ストレス，急性疾患の有無　G：施設入所の有無　J：食事の回数　K：たんぱく質摂取状況　L：果物や野菜の摂取状況　M：水分摂取状況　O：栄養状態の自己評価　P：自分の健康状態について，などです．

**F1　BMI(kg/m$^2$)：体重(kg)÷身長(m)$^2$**
　0 = BMI が 19 未満
　1 = BMI が 19 以上，21 未満
　2 = BMI が 21 以上，23 未満
　3 = BMI が 23 以上

- 対象者の体重，身長を MNA® 用紙に記載し，BMI を算出します．
- BMI は身長に対する適切な体重を示す指標として用いられます．
　算出方法は，体重（kg）を身長（m）の二乗で割って求めます．

\* 計算機では体重（kg）÷身長（m）÷身長（m）で求めることが可能です．
\* 対象者の身長が測定されていない場合には身長計を用い測定します（資料2）．
\* 対象者が立つことができない場合は Demispan (half-arm span) または膝高を測定するなど間接的な方法で身長を測定します（資料3, 4）．
　直接または間接的な方法でも身長を測定できない場合は，口頭で聞き出すか，過去の身長を用いて BMI を計算します．
　口頭で聞き出した身長はもっとも正確さが低くなります．とくに寝たきりの対象者で長年にわたり身長が減少している対象者ではそうなります．
\* BMI テーブル（資料1）を用いて対象者の

■資料1　MNA® BMIテーブル（65歳以上）

| 体重(kg) \ 身長(cm) | 122 | 124 | 126 | 128 | 130 | 132 | 134 | 136 | 138 | 140 | 142 | 144 | 146 | 148 | 150 | 152 | 154 | 156 | 158 | 160 | 162 | 164 | 166 | 168 | 170 | 172 | 174 | 176 | 178 | 180 |
|---|---|---|---|---|---|---|---|---|---|---|---|---|---|---|---|---|---|---|---|---|---|---|---|---|---|---|---|---|---|---|
| 25 | 16.8 | 16.3 | 15.7 | 15.3 | 14.8 | 14.3 | 13.9 | 13.5 | 13.1 | 12.8 | 12.4 | 12.1 | 11.7 | 11.4 | 11.1 | 10.8 | 10.5 | 10.3 | 10.0 | | | | | | | | | | | |
| 27 | 18.1 | 17.6 | 17.0 | 16.5 | 16.0 | 15.5 | 15.0 | 14.6 | 14.2 | 13.8 | 13.4 | 13.0 | 12.7 | 12.3 | 12.0 | 11.7 | 11.4 | 11.1 | 10.8 | 10.5 | 10.3 | 10.0 | | | | | | | | |
| 29 | 19.5 | 18.9 | 18.3 | 17.7 | 17.2 | 16.6 | 16.2 | 15.7 | 15.2 | 14.8 | 14.4 | 14.0 | 13.6 | 13.2 | 12.9 | 12.6 | 12.2 | 11.9 | 11.6 | 11.3 | 11.1 | 10.8 | 10.5 | 10.3 | 10.0 | | | | | |
| 31 | 20.8 | 20.2 | 19.5 | 18.9 | 18.3 | 17.8 | 17.3 | 16.8 | 16.3 | 15.8 | 15.4 | 14.9 | 14.5 | 14.2 | 13.8 | 13.4 | 13.1 | 12.7 | 12.4 | 12.1 | 11.8 | 11.5 | 11.2 | 11.0 | 10.7 | 10.5 | 10.2 | 10.0 | | |
| 33 | 22.2 | 21.5 | 20.8 | 20.1 | 19.5 | 18.9 | 18.4 | 17.8 | 17.3 | 16.8 | 16.4 | 15.9 | 15.5 | 15.1 | 14.7 | 14.3 | 13.9 | 13.6 | 13.2 | 12.9 | 12.6 | 12.3 | 12.0 | 11.7 | 11.4 | 11.2 | 10.9 | 10.7 | 10.4 | 10.2 |
| 35 | 23.5 | 22.8 | 22.0 | 21.4 | 20.7 | 20.1 | 19.5 | 18.9 | 18.4 | 17.9 | 17.4 | 16.9 | 16.4 | 16.0 | 15.6 | 15.1 | 14.8 | 14.4 | 14.0 | 13.7 | 13.3 | 13.0 | 12.7 | 12.4 | 12.1 | 11.8 | 11.6 | 11.3 | 11.0 | 10.8 |
| 37 | 24.9 | 24.1 | 23.3 | 22.6 | 21.9 | 21.2 | 20.6 | 20.0 | 19.4 | 18.9 | 18.3 | 17.8 | 17.4 | 16.9 | 16.4 | 16.0 | 15.6 | 15.2 | 14.8 | 14.5 | 14.1 | 13.8 | 13.4 | 13.1 | 12.8 | 12.5 | 12.2 | 11.9 | 11.7 | 11.4 |
| 39 | 26.2 | 25.4 | 24.6 | 23.8 | 23.1 | 22.4 | 21.7 | 21.1 | 20.5 | 19.9 | 19.3 | 18.8 | 18.3 | 17.8 | 17.3 | 16.9 | 16.4 | 16.0 | 15.6 | 15.2 | 14.9 | 14.5 | 14.2 | 13.8 | 13.5 | 13.2 | 12.9 | 12.6 | 12.3 | 12.0 |
| 41 | 27.5 | 26.7 | 25.8 | 25.0 | 24.3 | 23.5 | 22.8 | 22.2 | 21.5 | 20.9 | 20.3 | 19.8 | 19.2 | 18.7 | 18.2 | 17.7 | 17.3 | 16.8 | 16.4 | 16.0 | 15.6 | 15.2 | 14.9 | 14.5 | 14.2 | 13.9 | 13.5 | 13.2 | 12.9 | 12.7 |
| 43 | 28.9 | 28.0 | 27.1 | 26.2 | 25.4 | 24.7 | 23.9 | 23.2 | 22.6 | 21.9 | 21.3 | 20.7 | 20.2 | 19.6 | 19.1 | 18.6 | 18.1 | 17.7 | 17.2 | 16.8 | 16.4 | 16.0 | 15.6 | 15.2 | 14.9 | 14.5 | 14.2 | 13.9 | 13.6 | 13.3 |
| 45 | 30.2 | 29.3 | 28.3 | 27.5 | 26.6 | 25.8 | 25.1 | 24.3 | 23.6 | 22.9 | 22.3 | 21.7 | 21.1 | 20.5 | 20.0 | 19.5 | 18.9 | 18.5 | 18.0 | 17.6 | 17.1 | 16.7 | 16.3 | 15.9 | 15.6 | 15.2 | 14.9 | 14.5 | 14.2 | 13.9 |
| 47 | 31.6 | 30.6 | 29.6 | 28.7 | 27.8 | 27.0 | 26.2 | 25.4 | 24.7 | 24.0 | 23.3 | 22.7 | 22.0 | 21.5 | 20.9 | 20.3 | 19.8 | 19.3 | 18.8 | 18.4 | 17.9 | 17.5 | 17.1 | 16.7 | 16.3 | 15.9 | 15.5 | 15.2 | 14.8 | 14.5 |
| 49 | 32.9 | 31.9 | 30.9 | 29.9 | 29.0 | 28.1 | 27.3 | 26.5 | 25.7 | 25.0 | 24.3 | 23.6 | 22.9 | 22.4 | 21.8 | 21.2 | 20.7 | 20.1 | 19.6 | 19.1 | 18.7 | 18.2 | 17.8 | 17.4 | 17.0 | 16.6 | 16.2 | 15.8 | 15.5 | 15.1 |
| 51 | 34.3 | 33.2 | 32.1 | 31.1 | 30.2 | 29.2 | 28.4 | 27.5 | 26.8 | 26.0 | 25.3 | 24.6 | 23.9 | 23.3 | 22.7 | 22.1 | 21.5 | 20.9 | 20.4 | 19.9 | 19.4 | 18.9 | 18.5 | 18.1 | 17.6 | 17.2 | 16.8 | 16.5 | 16.1 | 15.7 |
| 53 | | 34.5 | 33.4 | 32.3 | 31.4 | 30.4 | 29.5 | 28.7 | 27.8 | 27.0 | 26.3 | 25.6 | 24.9 | 24.2 | 23.6 | 22.9 | 22.3 | 21.8 | 21.2 | 20.7 | 20.2 | 19.7 | 19.2 | 18.8 | 18.3 | 17.9 | 17.5 | 17.1 | 16.7 | 16.4 |
| 55 | | | 34.6 | 33.6 | 32.5 | 31.6 | 30.6 | 29.7 | 28.9 | 28.1 | 27.3 | 26.5 | 25.8 | 25.1 | 24.4 | 23.8 | 23.2 | 22.6 | 22.0 | 21.5 | 20.9 | 20.4 | 20.0 | 19.5 | 19.0 | 18.6 | 18.2 | 17.8 | 17.4 | 17.0 |
| 57 | | | | 34.8 | 33.7 | 32.7 | 31.7 | 30.8 | 29.9 | 29.1 | 28.3 | 27.5 | 26.7 | 26.0 | 25.3 | 24.7 | 24.0 | 23.4 | 22.8 | 22.3 | 21.7 | 21.2 | 20.7 | 20.2 | 19.7 | 19.3 | 18.8 | 18.4 | 18.0 | 17.6 |
| 59 | | | | | 34.9 | 33.9 | 32.9 | 31.9 | 31.0 | 30.1 | 29.3 | 28.5 | 27.7 | 26.9 | 26.2 | 25.5 | 24.9 | 24.2 | 23.6 | 23.0 | 22.5 | 21.9 | 21.4 | 20.9 | 20.4 | 19.9 | 19.5 | 19.0 | 18.6 | 18.2 |
| 61 | | | | | | 34.0 | 33.0 | 32.0 | 31.1 | 30.3 | 29.4 | 28.6 | 27.9 | 27.1 | 26.4 | 25.7 | 25.1 | 24.4 | 23.8 | 23.2 | 22.7 | 22.1 | 21.6 | 21.1 | 20.6 | 20.1 | 19.7 | 19.3 | 18.8 | |
| 63 | | | | | | | 34.1 | 33.1 | 32.1 | 31.2 | 30.4 | 29.6 | 28.8 | 28.0 | 27.3 | 26.6 | 25.9 | 25.2 | 24.6 | 24.0 | 23.4 | 22.9 | 22.3 | 21.8 | 21.3 | 20.8 | 20.3 | 19.9 | 19.4 | |
| 65 | | | | | | | | 34.1 | 33.2 | 32.2 | 31.3 | 30.5 | 29.7 | 28.9 | 28.1 | 27.4 | 26.7 | 26.0 | 25.4 | 24.8 | 24.2 | 23.6 | 23.0 | 22.5 | 22.0 | 21.5 | 20.9 | 20.5 | 20.1 | |
| 67 | | | | | | | | 34.2 | 33.2 | 32.3 | 31.4 | 30.6 | 29.8 | 29.0 | 28.3 | 27.5 | 26.8 | 26.2 | 25.5 | 24.9 | 24.3 | 23.7 | 23.2 | 22.6 | 22.1 | 21.6 | 21.1 | 20.7 | | |
| 69 | | | | | | | | 34.3 | 33.3 | 32.4 | 31.5 | 30.7 | 29.9 | 29.1 | 28.4 | 27.6 | 27.0 | 26.3 | 25.7 | 25.0 | 24.4 | 23.9 | 23.3 | 22.8 | 22.3 | 21.8 | 21.3 | | | |
| 71 | | | | | | | | 34.2 | 33.3 | 32.4 | 31.6 | 30.7 | 29.9 | 29.2 | 28.4 | 27.7 | 27.1 | 26.4 | 25.8 | 25.2 | 24.6 | 24.0 | 23.5 | 22.9 | 22.4 | 21.9 | | | | |
| 73 | | | | | | | | | 34.2 | 33.3 | 32.4 | 31.6 | 30.8 | 30.0 | 29.2 | 28.5 | 27.8 | 27.1 | 26.5 | 25.9 | 25.3 | 24.7 | 24.1 | 23.6 | 23.0 | 22.5 | | | | |
| 75 | | | | | | | | | | 34.2 | 33.3 | 32.5 | 31.6 | 30.8 | 30.0 | 29.3 | 28.6 | 27.9 | 27.2 | 26.6 | 26.0 | 25.4 | 24.8 | 24.2 | 23.7 | 23.1 | | | | |
| 77 | | | | | | | | | | 34.2 | 33.3 | 32.5 | 31.6 | 30.8 | 30.1 | 29.3 | 28.6 | 27.9 | 27.3 | 26.6 | 26.0 | 25.4 | 24.8 | 24.3 | 23.8 | | | | | |
| 79 | | | | | | | | | | 34.2 | 33.3 | 32.5 | 31.6 | 30.9 | 30.1 | 29.4 | 28.7 | 28.0 | 27.3 | 26.7 | 26.1 | 25.5 | 24.9 | 24.4 | | | | | | |
| 81 | | | | | | | | | | | 34.2 | 33.3 | 32.4 | 31.6 | 30.9 | 30.1 | 29.4 | 28.7 | 28.0 | 27.4 | 26.8 | 26.1 | 25.6 | 25.0 | | | | | | |
| 83 | | | | | | | | | | | | 34.1 | 33.2 | 32.4 | 31.6 | 30.9 | 30.1 | 29.4 | 28.7 | 28.1 | 27.4 | 26.8 | 26.2 | 25.6 | | | | | | |
| 85 | | | | | | | | | | | | 34.9 | 34.0 | 33.2 | 32.4 | 31.6 | 30.8 | 30.1 | 29.4 | 28.7 | 28.1 | 27.4 | 26.8 | 26.2 | | | | | | |
| 87 | | | | | | | | | | | | 34.9 | 34.0 | 33.2 | 32.3 | 31.6 | 30.8 | 30.1 | 29.4 | 28.7 | 28.1 | 27.5 | 26.9 | | | | | | | |
| 89 | | | | | | | | | | | | 34.8 | 33.9 | 33.1 | 32.3 | 31.5 | 30.8 | 30.1 | 29.4 | 28.7 | 28.1 | 27.5 | | | | | | | | |
| 91 | | | | | | | | | | | | | 34.7 | 33.8 | 33.0 | 32.2 | 31.5 | 30.7 | 30.0 | 29.4 | 28.7 | | | | | | | | | |
| 93 | | | | | | | | | | | | | 34.6 | 33.7 | 33.0 | 32.2 | 31.4 | 30.7 | 30.0 | 29.4 | 28.7 | | | | | | | | | |
| 95 | | | | | | | | | | | | | 34.5 | 33.7 | 32.9 | 32.1 | 31.4 | 30.7 | 30.0 | 29.3 | | | | | | | | | | |

0=BMI が 19 未満
1=BMI が 19 以上，21 未満
2=BMI が 21 以上，23 未満
3=BMI が 23 以上

BMI を確認します．
＊4：切断手術を受けた対象者の BMI を確認するためには，資料5を参照します．
＊BMI は MNA® に重要です．もしなければ MNA® の有用性は低くなります（なくなります）．

MNA®-SF 記載マニュアル

F2　ふくらはぎの周囲長（cm）：CC
　　0＝31cm 未満
　　3＝31cm 以上
　　測定方法（資料7）

### 評　価

- スクリーニングA〜Fの記入が終了したらその数値を合計し，スクリーニングスコアを算出します．

- F1のBMIが算出できない場合，ふくらはぎの周囲長（cm）を測定しスコアリングします（資料7）．

- 12ポイント以上の場合には現時点では栄養状態良好であり，以降の質問に記入する必要はありません．ただし定期的なスクリーニングを実施します．

＊もっとも太い部位で測定します．
＊確認のために最初に測定した部分の上部，下部も測定し，最初に測定した値がもっとも大きいことを確認します．

- 11ポイント以下の場合，対象者は低栄養のおそれ（At risk）があります．
  以降のG〜Rに答え，すべてのMNA®評価に記入します．

- 合計ポイント（スコア）別に栄養ケアを行います．

■資料2　身長計による計測
　身長計を使用しての計測方法です．1〜7の手順で計測を行います．

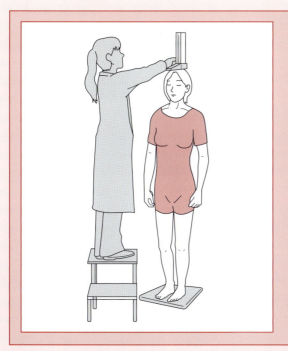

1. 床が平坦で硬いことを確認する．
2. 対象者は靴を脱ぎ，かかとをつけて直立する．かかと，殿部，両肩をスタジオメーターに押し付ける．
3. 手のひらを大腿部に向け，両腕を下げる．
4. 対象者が直立し，頭部が後ろに傾かないようまっすぐにして前方を見ている状態で，計測する．
5. 対象者のかかとが床に平についていることを確認する．
6. 身長計のメジャーを頭頂部に接触するまで下げる．
7. もっとも近いセンチメートルの値を身長として記録する．

■資料3　Demispan の測定

　寝たきりなどで立位がとれない対象者では Demispan（half-arm span）を図の手順で測定し，身長の予測値を算出します．

**Demispan（half-arm span）は頸切痕（けいせっこん）での正中線から中指先端までの長さである．測定後，基準となる公式から身長を計算する．**

1. 右鎖骨端（頸切痕内）の位置を確認し，ペンで印をつける．
2. 対象者の左腕を水平に挙げる．
3. 対象者の腕が水平で肩の線と一致していることを確認する．
4. メジャーを使用し，頸切痕の正中線から中指の先端までの長さを計る．
5. 腕が水平で手首がまっすぐになっていることを確認する．
6. 測定値（cm）を記録する．
　　公式から身長を計算する．
　　　女：身長（cm）＝（1.35 × demispan（cm））＋ 60.1
　　　男：身長（cm）＝（1.40 × demispan（cm））＋ 57.8

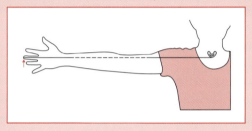

■資料4　膝高の計測

　寝たきりおよび車椅子を使用している対象者で，立位がとれず身長測定が不可能な場合「膝高」を測定することで，身長の予測ができます．
　ただし対象者の膝と足首が90度に曲がらなければなりません．

1. 対象者をベッドなどに仰向けに寝かせるか座らせる．
2. 片足の膝および足首を90度曲げる．
3. 膝高計測器の固定ブレードを距骨と一直線になるよう踵の下に置く．測定器の固定ブレードを膝蓋骨の3cm上で大腿部の前面にあてる．
4. 測定器のシャフトが下肢の長骨（脛骨）と平行であり，距骨（外果）の上を通っていることを確認する．0.1cmの単位まで測定値を読み取り記録する．
5. 2回測定を行う．2回の測定値の差が0.5cm以内でなければならない．
6. 公式に2回の測定値の平均値と対象者の暦年齢をあてはめる[※]．
　　女：77.88 ＋（膝高× 1.77）－（年齢× 0.10）
　　男：64.02 ＋（膝高× 2.12）－（年齢× 0.07）
7. 算出された値が対象者の推定身長である．

（※宮澤らの日本静脈経腸栄養学会発表より，2004）

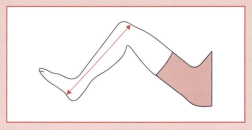

# MNA®-SF 記載マニュアル

## ■資料 5　切断を受けた対象者の BMI 決定

切断術を受けた対象者の BMI を決定するために，まず切断された部分を含めた対象者の体重を推定する．

1. 体の部位の割合は標準値（右表）を参照する．
2. 対象者の体重に切断された部位の割合を掛けて，切断された部位の重量を推定する．
3. 2 で求めた切断された部位の推定値を対象者の体重に加え，切断しない場合の体重を求める．
4. 推定体重を推定身長の二乗で割り BMI を算出する．

| 体の部位 | 重さの割合 (%) |
|---|---|
| 四肢をともなわない体躯 | 50 |
| 手 | 0.7 |
| 手を含む前腕 | 2.3 |
| 手を含まない前腕 | 1.6 |
| 上腕 | 2.7 |
| 腕全体 | 5.0 |
| 足 | 1.5 |
| 足を含む下肢 | 5.9 |
| 足を含まない下肢 | 4.4 |
| 大腿部 | 10.1 |
| 肢全体 | 16 |

## ■資料 6　上腕周囲長（MAC）の測定方法

1. 対象者の利き腕ではないほうの腕と肘を，手のひらを上にして直角に曲げる．
2. 肩甲骨の肩峰表面（肩上部の骨突起表面）と腕の後ろ側にある肘の肘頭突起（肘の骨先端）との間の長さを計る．
3. 2 の中間点にペンで印をつける．
4. 対象者に力を抜き腕を側面に下げてもらう．
5. 印をつけた中点にメジャーを巻き，きつくなりすぎないよう注意しながら計測する．
6. 測定値（cm）を記録しスコアリングする．

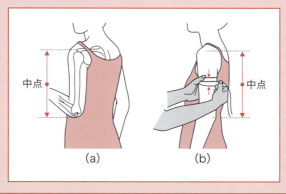

(a)　　　(b)

参照：葛谷雅文．高齢者と栄養．高齢者ケアマニュアル：照林社；42.

■資料7　ふくらはぎ周囲長（CC）の測定

①脛骨に沿って，親指と人差し指でCCメジャーの「赤丸」を押さえて固定します．

②ふくらはぎにCCメジャーを巻き付け，窓から「赤色のひし形」が見えたらふくらはぎの周囲長は31 cm未満です．

1. 対象者の左側の足がぶら下がるようにして座ってもらうか，両足に体重が均等にかかるように立ってもらう．
2. ズボンをはいていれば，ふくらはぎが見えるよう裾を上げる．
3. ふくらはぎのもっとも太い部分の周囲長を測定する．
4. 確認のために3の上下部位も測定し，最初に測定した値がもっとも大きいことを確認する．
5. 0.1 cmの単位まで測定値を記録しスコアリングする．

　　＊メジャーがふくらはぎの長軸に対し直角に巻かれている場合のみ正確な測定値が得られる．

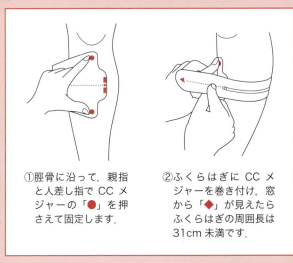

①脛骨に沿って，親指と人差し指でCCメジャーの「●」を押さえて固定します．

②ふくらはぎにCCメジャーを巻き付け，窓から「◆」が見えたらふくらはぎの周囲長は31cm未満です．

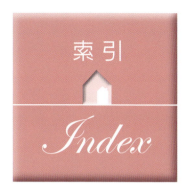

栄養アセスメント…10
栄養評価…13, 19
炎症性サイトカイン…31

下腿周囲長…14, 36
カットポイント値…43

き
筋同化作用…32

く
クワシオルコル型…8

け
計測精度…36

後期高齢者…13
口腔管理…24
口腔機能…24
咬合支持…25

さ
在宅栄養管理の特徴…9
サルコペニア…9, 13, 27, 31

し
実測BMI…40
身体計測…10
身体徴候…11

摂食嚥下障害…27

咀嚼機能…24

タスク分析…36
たんぱく質エネルギー低栄養障害…8

低栄養…8, 14
低栄養リスク…25

ふ
ふくらはぎ周囲長…40
フレイル…2, 13
フレイル・サイクル…3
プレフレイル…3
分岐鎖アミノ酸…32

ま
マラスムス型…8

り
臨床検査データ…11

れ
レジスタンストレーニング…33

ろ
老年症候群…13

## 欧文索引

ADL…20

BCAA…32
BMI…40

CC…36, 40
CCメジャー…37, 40

e-BMI…40

MNA®…4, 14, 18

MNA®-SF…14, 18, 40

PEM…8

【編者略歴】

葛谷 雅文（くずや まさふみ）

| 1983年 | 大阪医科大学卒業 |
| --- | --- |
| 1989年 | 名古屋大学大学院医学研究科（内科系老年医学）卒業 |
| 1991年 | 米国国立老化研究所研究員 |
| 1996年 | 名古屋大学医学部附属病院（老年科）助手 |
| 1999年 | 同上　講師 |
| 2002年 | 名古屋大学大学院医学系研究科健康社会医学専攻発育・加齢医学講座（老年科学分野）助教授 |
| 2011年 | 名古屋大学大学院医学系研究科健康社会医学専攻発育・加齢医学講座（地域在宅医療学・老年科学分野）教授 |

酒元 誠治（さけもと せいじ）

| 1974年 | 徳島大学医学部栄養学科卒 |
| --- | --- |
| 同　年 | 宮崎県庁 |
| 2005年 | 南九州大学健康栄養学部管理栄養学科教授 |
| 2010年 | 日本公衆衛生学会認定専門家 |
| 2014年 | 島根県立大学短期大学部健康栄養学科教授 |

---

MNA 在宅栄養ケア
在宅高齢者の低栄養予防と早期発見　　ISBN978-4-263-70637-4

2015年1月20日　第1版第1刷発行

編　者　葛　谷　雅　文
発行者　大　畑　秀　穂
発行所　医歯薬出版株式会社

〒113-8612　東京都文京区本駒込1-7-10
TEL.（03）5395-7626（編集）・7616（販売）
FAX.（03）5395-7624（編集）・8563（販売）
http://www.ishiyaku.co.jp/
郵便振替番号 00190-5-13816

乱丁，落丁の際はお取り替えいたします　　印刷・あづま堂印刷／製本・愛千製本所

© Ishiyaku Publishers, Inc., 2015. Printed in Japan

本書の複製権・翻訳権・翻案権・上映権・譲渡権・貸与権・公衆送信権（送信可能化権を含む）・口述権は，医歯薬出版（株）が保有します．

本書を無断で複製する行為（コピー，スキャン，デジタルデータ化など）は，「私的使用のための複製」などの著作権法上の限られた例外を除き禁じられています．また私的使用に該当する場合であっても，請負業者等の第三者に依頼し上記の行為を行うことは違法となります．

JCOPY ＜(社)出版者著作権管理機構 委託出版物＞

本書の無断複写は，著作権法上での例外を除き禁じられています．複写される場合は，そのつど事前に(社)出版者著作権管理機構（電話 03-3513-6969，FAX 03-3513-6979，e-mail：info@jcopy.or.jp）の許諾を得てください．

高齢者の栄養スクリーニングツール

# MNA ガイドブック
**CD-ROM付**

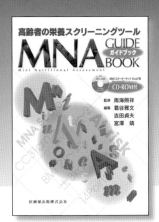

◆雨海照祥　監修
◆葛谷雅文・吉田貞夫・宮澤　靖　編著
◆B5判　2色刷　176頁　定価(本体3,500円＋税)　ISBN978-4-263-70595-7

## ◆本書の主な特徴

- 高齢者に適した栄養スクリーニングツール「Mini Nutritional Assessment®(MNA)」の本邦初の解説書.
- MNA®-SFは短時間に実施でき，低栄養のリスクを早期に発見することにより，適切な栄養ケアを実施することができる.
- 病院，高齢者施設，在宅・地域でのMNA®の使い方をわかりやすく解説.

## ◆本書の主要目次

**高齢者と栄養**
　超高齢社会とは
　わが国の高齢者福祉の動向
　加齢にともなう身体的，機能的，栄養学的変化とその原因
　栄養―負のスパイラルと正のスパイラル
　高齢者における栄養アセスメントの意義
　コラム：サルコペニア
**高齢者の栄養スクリーニングツール**
　SGA，MUST，MNA®の特徴
**MNA®とアウトカム**
　―在宅高齢者の入院後のアウトカムに影響する因子群
**MNA®の経済効果**
　急性期病院の場合
　高齢者の誤嚥性肺炎とMNA®
**MNA®の開発経緯**
**MNA®-SFの特徴**
**MNA®-SF　6項目の内容と意義**
　A．食事量の減少
　B．体重の減少
　C．運動能力(寝たきり，車椅子，自由に外出の可否)
　D．精神的ストレス・急性疾患
　E．認知症・うつ
　コラム：認知症の進行度と評価の重要性
　　―FAST(Functional Assessment Staging)
　F．BMI・CC
　コラム：CCメジャーのデザイン
　コラム：CCの感受性
**MNA®スコア別栄養ケア**
**施設別MNA®の活用**
　病院
　高齢者施設(介護施設)
　在宅
**職種別MNA®の活用**
　1．医師の立場から
　2．看護師の立場から
　3．栄養士の立場から
　　―コミュニティにおけるMNA®の活用
**MNA®-SF　記載マニュアル**
**MNA®-SF　スターターキット説明書**

医歯薬出版株式会社　〒113-8612 東京都文京区本駒込1-7-10　TEL03-5395-7610　FAX03-5395-7611　http://www.ishiyaku.co.jp/